生涯健康脳

瀧　靖之

幻冬舎文庫

生涯健康脳

はじめに

「一晩寝たら、風邪が治った」ということ、皆さん経験されたことがあると思います。同じように「一晩寝たら、世界が変わった」ということが、私たち医学者の世界ではよくあることなのです。そのくらい医科学の世界の進歩は目覚しく、いままで治らないと思われていた「認知症」も、近い将来、克服できるかもしれないと思える研究成果が次々と発表されてきています。

私も、その研究者のひとりとして、東北大学加齢医学研究所で脳のＭＲＩ画像（磁気を使った装置によって人体の内部情報を三次元で写し出した画像）や、さまざまなデータベースをもとに脳の研究をしています。いままで研究者として、また医師として見てきた脳のＭＲＩ画像は約16万人にものぼります。

加齢医学研究所というと、高齢者の研究をしているところ？　と思われるかもしれませんが、その対象は実に幅広く、赤ちゃんから、いえ、もっとさかのぼると受精卵のときから人間の長い一生の脳を研究対象にしています。

私たちの研究テーマは、「生涯、脳を健康に保つにはどうしたらよいのか」にあります。人が誕生してから幼児、青少年期を経て成人となり、そして老いを迎え一生を終えるまで、「脳が健康を保ち人間として幸せであり続ける」にはどうしたらよいのか、すばらしく歳を重ねるにはどうしたらよいかについて、私たちはその答えを求めて日々研究を重ねています。

いま、日本は世界有数の長寿国となりました。現在、日本の65歳以上の高齢者は3000万人を超え、全人口の4分の1を占めるまでになっています。そのため、認知症患者の増加という大きな問題をかかえることとなり、ただ長生きをすることが喜ばしいのではなく、「どれだけ健康で長生きできるのか」が切実に求められるようになってきました。

では、どのように医学的な答えを見つけることができるかと言うと、私たちは「疫学（えきがく）」という手法を使って研究を行っています。「疫学」というのは大きな地域や集団を対象に統計学的な方法から、疾病の原因や傾向を明らかにするものです。つまり、多くのデータを解析することによって、「どういう人が、どういうことをすると、どういうふうになるのか」を明らかにしていきます。

科学というものは、少ない数をもってきて何かを言っても説得力がありません。私たちは現在、（乳幼児は動いてしまうのでＭＲＩ画像の撮影が難しいことから）５歳児から80歳を超えるご高齢の方まで、数千に及ぶデータを集積して解析を行っています。今後、数年以内には15万人を超えるデータが集積される予定です。

その具体的なデータとは、「認知力」「生活習慣」「遺伝子」「ＭＲＩ画像」の四つの分野のデータベースです。現在、それらデータの解析から、多くのことがわかってきました。例えば、「こういう体質を持った人が、こういう生活習慣だと、こういう病気にならない」とか、「同じような遺伝子を持っている人でも、このような生活習慣だと病気になるならない」など、それら四分野の相互のデータ解析から、さまざまな傾向が見えてきます。

疫学データとしては、血液データや生活調査などはよくありますが、脳のＭＲＩ画像を疫学データとして活用しているところは世界でも数えるほどです。「体質」や「生活習慣」との関わりで「脳がどのように変化していくのか」について疫学データを持っているのが、私たち東北大学加齢医学研究所です。まさに世界に誇れる研究であり、世界最先端の研究と自負しています。

この本は、これら疫学データから見えてきた「生涯健康脳」を保つ方法をわかりやすく述べたものです。「生涯健康脳」とは、私の大きな研究目標であり、つねづね提唱している言葉です。「人は亡くなる直前までしっかりとした頭を持ち、認知力を健全に保った状態で生活することが人生の理想であり幸せである。それを皆でめざしましょう」という強い思いをこめて「生涯健康脳」と名づけました。

「そうはいっても、いまさらこの歳になっては」と、あきらめている人はいませんか。いえいえ、いまからでも決して遅くありません。「思い立ったが吉日」で、何歳からでも「生涯健康脳」への一歩を踏み出すことができるのです。

実は、ほんの10年ほど前までは、脳は一度形成されてしまうと形態は変化せず、後は衰えていくだけと思われていました。しかし、そうではないのです。脳はいくつになっても、脳のネットワークによってその機能を高め、記憶をつかさどる「海馬（かいば）」という部分に至っては、神経細胞そのものが新しく生まれることもわかってきました。脳には機能を回復させる「可塑性（かそせい）」という働きがあることが明らかになったのです。

「幸せに生きる」ということは、「脳を健康に保つ」ことと同じです。そして嬉《うれ》しいことに、「生涯健康脳」を保つ方法は、日常生活の中で簡単にできることがいっぱいあります。この本を読んで、ぜひ今日から「生涯健康脳」のイキイキ生活を始めてください。

瀧　靖之

目次

1章 「生涯健康脳」は自分でつくれる！

2章

「人間の幸せ」のカギは、前頭葉が握っている！

3章

認知症の正体を知っておこう

4章

脳に良いこと、悪いこと

5章 脳の最高の栄養素は、知的好奇心！

6章 「寝る子は育つ」は本当だった！

7章

脳はあきらめない！

1章

「生涯健康脳」は自分でつくれる！

見た目と脳は一致している！

私は人に会うと長い間の研究のせいで、その方の脳が見えてしまいます。というのは、私の大切な仕事のひとつに、被験者のＭＲＩ画像（Magnetic Resonance Imaging 磁気共鳴画像）を撮ることがあります。ＭＲＩとは人体の内部情報を、磁気を使って三次元で撮影できる近年開発された画期的な医療装置です。これによって、脳や身体の内部を隅々まで輪切りにした状態で見ることができます。

例えば70歳の男性が撮影のために、ＭＲＩ室に入ってこられたとしましょう。身なりがきちんと整い、お洒落《しゃれ》のセンスもところどころに感じられます。機器まで案内した短い時間にも、その言葉遣いはとても丁寧で、しかも声が若々しい響きを持っています。

実は、ここまでで、もう私の頭の中には、この男性の脳の画像がはっきりと映し出されています。もちろん、まだＭＲＩの装置は働いていません。では、どのような画像が浮かんでいるかというと、脳の中枢である「前頭葉（ぜんとうよう）」はじめ周囲にもほとんど萎縮がなく、しっかりとした脳の画像です。

私は、研究所ではMRIの画像データ解析という仕事を通じて、また病院では画像診断という仕事を通じて、実に16万人の脳の画像を見てきました。この15年間、日々当たり前に行ってきたことですが、改めて振り返ってみると自分でもちょっと驚くような数になっています。

これら経験を通じて私が気づいたことがあります。それは、「身なりと脳の画像は多くの場合一致する」ということです。身なりがきちんとしっかりされている方の脳は、実際には70歳の方でも、往々にして50歳から60歳くらいの方の脳に見えます。逆に同じ70歳でも、身なりがよれっとしている方の脳はかなり萎縮していることが多く見られます。身なりが老け込んでいる人は脳も老け込んでいるのです。

お洒落な方、言葉遣いがしっかりしている方、そしてコミュニケーションがしっかりとれる方たちの脳は若さが保たれていますが、何もかまわないような身なりで、言葉遣いもはっきりしないような方は、脳の萎縮が進んでいることが多いのです。

「名は体を表す」という言葉がありますが、まさに「体は脳を表す」という言葉が実にぴったりと当てはまります。脳がしっかりしているから、きちんとした服装をしていることも考えられます。また、身なりや言葉遣いに頭や心を働かせているから、脳が健全であるということも考えられます。これは表裏一体というか、鶏と卵の関係と同じであり、人間はいろいろなことが絡み合って、その状態をつくっています。

ですから、この若々しい70歳の方とは逆に、脳の老け込んだ方は脳の萎縮が進むことで認知力が落ち、外見を整えるところまで気がまわらなくなったということもあるでしょう。どちらにしても「見た目の印象と脳の健康度は一致している」というのが、長い間、たくさんのデータを見てきた私の経験からわかってきたことです。

膨大な疫学データが「予防医学」を実現させる

私の研究室では「はじめに」でお話しした通り、ちょっと難しい言葉ですが「疫学（えきがく）」という方法を用いてさまざまな研究を行っています。例えば、「このような体質の人が、このような生活習慣だと、脳はこのようになる」ということを明らかにしていきます。

この「疫学」というのは大きな集団からデータを集積し、そのデータを統計学的な手法を用いて解析して、疾病の原因やその傾向を明らかにするものです。科学の分野では、ほんの20人くらいのデータから一般的にこうしたことが考えられる可能性がある——と言っても、あまり説得力を持ちません。やはりある程度の大人数のデータを集めて、そこから見えてきたものこそ、より真実に近いということができます。

私たちの研究所では現在、多くの方々のご協力をいただき、5歳のお子さんから80歳を超えるご高齢の方まで、数千に及ぶデータを集積しています。さらに東北大学では、東北メディカル・メガバンク機構という大きなプロジェクトが動いており、そのデータの数は、数年後には15万人にまでに及ぶ予定です。

疫学についての成果ですが、「どういう人が、どういうことをすると、どういうふうになるか」、さまざまなことが明らかになってきました。体質についても、いままでは遺伝子レベルまでが対象になり、「こういう遺伝子を持った人は、こういう生活習慣にすれば、脳をこのようにすることができる」ということも明らかになってきています。ですから、この疫学データは、認知症など脳の病気を未然に防ぐことができる「予防医学」にも大きな力を発揮するようになってきたのです。

四つのデータから人の将来が見える

大きな社会問題になってきている「認知症」ですが、「どのようにしたら予防ができるか」について、いま私たちは四つの分野のデータを集めて、その解析を進めています。その四つの分野とは、「認知力」「生活習慣」「遺伝子」そして「脳のMRI画像」です。これらを総合的に解析することによって、「認知症の予防法」を導き出していくわけです。

まず「認知力」のデータは、「認知力テスト」を行って、知能や記憶力を測って集めます。次に「生活習慣」は、睡眠時間、食習慣、飲酒、喫煙の頻度と量、趣味、運動の傾向など、あらゆる生活上の習慣について詳しく情報を収集します。

三つめは「遺伝子」。これは血液や唾液から遺伝子を採取します。そして四つめが「脳のＭＲＩ画像」です。この脳のＭＲＩ画像は私たちの研究にとって特に重要なデータとなります。さらに、これらは1回きりではなく、数年後にまた情報を提供していただき、将来にわたって追跡調査をして集めます。

疫学研究は世界中で行われていますが、数千から数万人を対象に「質問用紙を配り、情報の記入をお願いする」「血液を採取させてもらう」などが主流で、私たちのように脳のＭＲＩ画像をデータとして取り入れているところはまだまだ少数です。イギリスのＵＫバイオバンクやオランダのロッテルダムスタディという研究所では少しずつ疫学研究に取り入れ始めていますが、まだまだこれからです。

東日本大震災復興のために地域の人々の健康を守る目的で誕生し、私も所属している東北大学の東北メディカル・メガバンクと、私の研究母体である加齢医学研究所のデータと合わせると、脳のＭＲＩ画像の疫学データは、他の国の追随を許さない世界トップのレベルになっています。

では、脳のＭＲＩ画像というのがどのくらいすごいかというと、脳の形だけでなく、脳の機能、血液の流れている量、さらには「白質（はくしつ）」といわれる脳のネットワークが走っている深い部分の情報まで見ることができるのです。

実はこの脳の形態・機能・血流量・白質のネットワークが、脳の状態を知るためにとても重要なのです。

脳がどのように発達するのか、また、何かをしたときに脳のどこが活動するかなど、さまざまな情報を脳のＭＲＩ画像から得ることができます。

このＭＲＩ装置は、磁気と電波を使用して脳や体内を三次元的な断面画像で見ることができます。この発明は、医学における重要性と有益性にとっては画期的で、２００３年に開発者にノーベル医学生理学賞が贈られています。いま私たちの認知症の予防にも、このＭＲＩ画像が大きな役割を担いつつあります。

平均寿命と健康寿命をイコールにする

いま日本人の平均寿命は男性平均81歳、女性87歳。男女の平均寿命も84歳で世界一の長寿国となっています。長生きできることは喜ばしいことですが、手放しで喜べることばかりではありません。それは、いまの日本では「平均寿命」と「健康寿命」の差が、約10歳あるといわれているからです。

「健康寿命」というのは耳慣れない言葉ですが、「人の手を借りないで、ひとりで自立した生活を送ることができる期間の寿命」です。ちなみに日本人の「健康寿命」は男性が72歳、女性が74歳。全体でも73歳でこちらも世界一ですが、「平均寿命」との差を見比べてみてください。日本では男女ともに「平均寿命」と「健康寿命」の間には、10年以上の差のあることがわかります。

つまり、「健康寿命」の時期を終えて「平均寿命」に至るまでの10年あまり、何らかの病気を抱えたり、介護が必要になったり、また、寝たきりの状態を余儀なくされていることが、この数字からわかります。実際、読者の方の身近なところで、ご高齢の方に介護や医療が必要なケースが多くなってきていることを、さぞ実感されているのではないでしょうか。

では、その原因は何かというと、転倒による骨折や関節疾患などの運動機能の障害、脳血管障害や認知症、また心疾患や衰弱などさまざまです。が、その全体の約40％を、実は脳血管障害や認知症の脳関係の疾患が占めています。とくに介護度の一番高い要介護5に至っては、1位が脳血管疾患の34・5％、2位が認知症の23・7％で、全体の60％にも及んでいます。

このように脳の血管障害や認知症などが、健康寿命を大きく引き下げている現実をみると、私たちは「いつまでも健康でいたい」と思わずにはいられません。自分のためだけでなく家族に迷惑をかけたくないという気持ちからも、1年でも長く健康でいたい、それが私たちに共通する願いでしょう。

平均寿命と健康寿命の差をできる限り縮める。とくに脳の立場からいえば、できれば平均寿命と健康寿命をイコールにする。何時《いつ》までも脳を健康に保つことが「人間として幸せに暮らす」ことであると、私たちは考えています。私たちの研究の究極の目標は、まさに平均寿命と健康寿命をイコールにすることにあります。

65歳以上の8人に1人が認知症予備軍

２０２５年には最大で７３０万人、65歳以上の５人に１人。２０１５年1月に厚生労働省より発表された認知症患者の推計値です。

２０１５年の65歳以上の高齢者人口は約３３００万人で、このうち認知症患者の推定数は５１７万人、高齢者人口の16％にも及びます。この数字だけでも深刻な状況ですが、10年後の２０２５年には団塊の世代が75歳以上になることもあり、認知症患者の数値は一気に跳ね上がるといわれています。

このままの推移でいけば、２０４０年には認知症患者は最大９５３万人で高齢者の４人に1人、２０６０年には１１５４万人で３人に1人という、私たち研究者から見ても憂うべきデータが予測されているのです。

さらに深刻なことがあります。実は認知症予備軍が、２０１５年現在でも推定４００万人いるといわれています。認知症予備軍とは、正確に言うとＭＣＩ（Mild Cognitive Impairment 軽度認知障害）で、健常者と認知症患者の中間の段階をいいます。認知機能である「記憶する・決定する・理由づけする・実行する」などのうち、ひとつの機能には障害があるけれど日常生活には支障がない状態です。ただ、このまま放置をすると認知機能の低下が続き、50％の人が認知症へと進行するといわれています。この認知症予備軍と認知症患者をあわせると920万人で、実に65歳以上の4人に1人が、なんらかの形で認知症をもっていることになります。

また、追い討ちをかけるように、高齢者世帯には深刻な問題があります。厚生労働省の発表による「平成29年度国民生活基礎調査の概況」では、現在、65歳以上の人のいる世帯は2378万世帯、高齢者世帯（18歳未満未婚者の同居を含む）の世帯は1322万世帯で半数以上を占めています。そのうち夫婦だけの世帯が643万5千世帯で48・7%、一人暮らしの方が627万人で47・4%も占めているのです。

いま日本の介護の実情は、その施設数やヘルパーさんの少なさ、また介護保険の負担や介護認定の問題など課題が山積みです。老夫婦だけの世帯と一人暮らしの高齢者をあわせて1000万世帯をゆうに超えている現状を見ると、近い将来、夫婦での「老老介護」から認知症の方が認知症を看る「認認介護」がまれではなくなる社会がやってくることが予測されます。また認知症患者の一人暮らしの増加によって、さまざまな事故が増えることも予測されます。

「生涯健康脳」は認知症の一次予防から

このようなデータを目の当たりにして、この先、自分たちはどうなるのだろうと不安になった方も多いことでしょう。だからこそ、いま私たち研究者は予測に身を任せるのではなく、いかに現状と将来を良い方向に変えていくかに真剣に取り組んでいます。大切なことは、認知症になってからどうこうするのではなく、「いかに認知症を予防していくか」「いかに認知症予備軍を改善していくか」にあります。

その実現の大きな役割を担うのが「予防医学」です。

この「予防医学」は3段階に分かれていて、「三次予防」からお話ししますと、すでに病気になった方がそれ以上悪くならないようにするのが、この段階にあたります。すでに認知症を発症されている方は、この三次予防で進行を遅らせます。

その手前の「二次予防」は、早期発見、早期治療を担う段階です。認知症予備軍と診断された方は、この二次予防で改善します。

そして病気にならないよう未然に防ぐのが「一次予防」です。いま健康な方は、この一次予防で認知症をしっかり予防することです。現代の医療では残念ながら三次予防が中心になっていますが、これからの超高齢社会に対応するには、この「一次予防」が大変に重要になってきます。

受精卵から始まる「生涯健康脳」

では、どのように「一次予防」を実現していくかですが、それがいままではなかなか難しかったのです。なぜかというと、人間は一人ひとり、持っている遺伝的も体質も環境因子も異なります。ですから、一律な医療では対応できず、結局は一人ひとりにあった医療が必要となってきます。

その困難であった認知症の「一次予防」を唯一、実現できる可能性を秘めているのが私たちのグループはじめ世界で行われている疫学研究なのです。

膨大なデータを解析し、「こういう遺伝子、こういう体質の人が、こういう生活習慣をすると、こういう病気にならない」ということを突き止めていきます。

私たちの研究は、認知力や脳のMRI画像のデータもあわせて集積することで、認知症予備軍の症状の改善、認知症予防そのものを現実にしていくものです。

生涯を終えるその直前まで、しっかりした頭で認知力を健康に保った状態で生活できることが、理想であり人生の幸せだと思っています。それを可能にするのが私の提唱する「生涯健康脳」です。

一般に脳の研究というのは、発達心理学が専門であれば対象は子どもだけであったり、認知症の研究であれば高齢者だけであったりと、対象は限られています。ですが、私の東北大学加齢医学研究所では、「受精卵から一生涯」という長い期間を研究対象としています。これも世界では類を見ません。

このような視点から研究を続けてきて強く思うことは、「日々の生活習慣」の大切さです。例えば長い間いい加減な生活を続けてきて、いざ病気になってから「さあ治そう」と思っても、それは当然ながら難しいことです。それと同じことが脳にもいえます。脳を生涯健康に保つためには、認知力が落ちてから何かを始めるのではなく、子どもの時には子どもなりに、成人は成人なりに、中年の方は中年で、高齢の方は高齢で、その時々にやれることがたくさんあるのです。生涯にわたって「日々の生活習慣を大切にする」ことが「生涯健康脳」であるための原点です。

自然に逆らうアンチエイジング

いま私の研究室は、東北大学加齢医学研究所内の「スマートエイジング棟」という建物の中にあります。

この「スマートエイジング棟」というのは、実は私たちの研究テーマをそのままネーミングしたものです。

いま世の中には、「アンチエイジング」という言葉が溢《あふ》れています。アンチエイジング食品、アンチエイジング美容などをはじめ、街には「アンチエイジング」をうたった商品が溢れています。エイジングとは「加齢」のこと。アンチは否定語ですから、

「歳を重ねることを否定すること」になります。

加齢を否定するということは、歳をとりたくない、老人になることを認めたくないという気持ちの表れでもあります。「アンチエイジング」という言葉には、年齢を重ねてきた現在の自分や、これまで経てきた長い人生をも否定するニュアンスがどこかに隠れているようにも思えます。

確かに、加齢により外見の美しさや運動能力、認知力などいろいろな能力が、衰えていくことを認めたくないという気持ちは誰にもあることでしょう。だからといって、この世の価値は「若さ」だけ、「若さこそ最高」だとしたら、私たちはつねに若さだけに固執して、手放すことを恐れながら歳を重ねていかなければなりません。いいかえれば、加齢は辛《つら》いこと、むなしいこと、そして不幸なこととなってしまいます。

このように「アンチエイジング」は、加齢を老化ととらえ、歳をとることに対抗し、否定の気持ちをもつことです。この思想が、果たして私たちに豊かな老後をもたらしてくれるでしょうか。

アンチエイジングより「スマートエイジング」で

それに対し、私たち研究所のテーマである「スマートエイジング」は、「加齢そのものがすばらしいこと」という考えにたっています。「スマートエイジング」の「スマート」とは賢いという意味です。

加齢していくことで、さまざまな能力は確かに低下していきます。辛いことが多くなっていくことも事実でしょう。しかし、歳を重ねることは、長年の知識や教養、人脈の積み重ねによってもたらされる豊かさが増していくことでもあります。

「アンチエイジング」は、加齢をネガティブ、後ろ向きにとらえているのに対し、「スマートエイジング」は、加齢を「知的に成熟する人生の発展」として、ポジティブ、前向きにとらえているのです。

私たちの研究所では、加齢を否定するのではなく、加齢による変化に賢く適応しながら生きていきましょう、そしてそれをし続けることによって、豊かな老後にしていきましょうという生き方を勧めています。

私たちの提唱する「生涯健康脳」も、この「スマートエイジング」の考え方とつながっています。

2章

「人間の幸せ」のカギは、前頭葉が握っている！

脳はこんなにおもしろい！

いま、毎日のようにテレビや雑誌で認知症のことがとりあげられていて、脳についての関心も高まっています。しかしながら、その脳の情報が断片的であったり、極端な事例だったりで、なかなか脳について基本的な理解を深めるには、物足りない感じがしている方が多いのではないでしょうか。

「生涯健康脳」を保つにはまず脳について知ることが大切です。ＭＲＩ装置の発明で、脳の研究は飛躍的に進みましたが、実は「脳」のことの全てがわかっているわけではないのです。

ですから「脳」のことは研究すればするほどおもしろくミステリアスで、脳の仕組みの不思議さに感心させられてしまいます。男性と女性では脳が違うとか、脳の体積と賢さには関係があるとか、脳はどのようにつくられどのように壊れていくかとか、「人間らしさ」は脳のどこが決めるのかなど、２章では脳がどれほど不思議でおもしろいかについて、興味深いお話をしていきます。

女性の脳は男性の脳より加齢に強い

男性の脳と女性の脳、どちらの脳が加齢に強いと思いますか？

両者を比べた場合、男性には残念ですが、これは女性に軍配が上がります。女性のほうが男性より、脳の加齢に強いのです。

そのカギを握っているのが、女性が持っている女性ホルモンのエストロゲンです。このエストロゲンは「女性の体を守るホルモン」で、閉経までの長い期間分泌され続けます。そして女性としての体をつくるだけでなく、骨や血管を丈夫にし、コレステロールのバランスをとるなど多くの働きをしています。このエストロゲンが脳を守ることにも関係していることから、女性は男性より脳の加齢に強いと考えられるのです。

年齢別に男女それぞれの脳画像から体積を調べてみると、男性の脳は20歳くらいから一定のスピードで体積が減っていきますが、女性の方は50歳頃までは体積の減少がゆるやかであることが、私たちの研究からわかっています。女性は50歳を過ぎた頃になって初めて、男性と同じようなスピードで減少し始めるのです。

つまり女性は、女性ホルモンのエストロゲンが脳に対して保護的な働きをして、かなりの年齢まで体積が保たれるわけです。しかし、エストロゲンの分泌の少ない男性は、若い段階から脳の体積の減り方がけっこう早いというわけです。男性からすると残念なことですが、こうした性差はいたしかたないと白旗をあげて受け入れるしかないでしょう。

また、男性の脳と女性の脳を比べてみると、形や機能にも違いがあることがわかっています。後のほうで詳しくお話ししますが、脳の「前頭葉」や「側頭葉（そくとうよう）」という領域にある、言語を扱う「言語野（げんごや）」というところの体積が一般に女性のほうが大きく、また「言語」能力も男性より女性のほうが高いことがわかっています。言語というのは、おしゃべりやコミュニケーション。女性の能力が高いのはわかる気がしますね。

また言語野には、文字を理解したり書いたりする働きもあります。日本文学の最高峰といわれる『源氏物語』を女性である紫式部が書いたことや、現在、芥川賞などの受賞者に女性が多く見られることも、まさに女性が言語能力に長けていることを証明しているのではないでしょうか。

一方、男性は空間を認知したり論理的思考力をつかさどる「頭頂葉（とうちょうよう）」の体積が大きく、この部分の能力が高いといわれています。女性より地図を読むのが得意だったり、ただ話を聞いてほしいと言う女性に対して、めんどうくさいと感じたり、すぐに解決策を述べたくなったりするのも、どうやらこの脳の違いによるものです。

男性の脳と女性の脳はこんなに違う！

では、なぜ、このような男女差が脳にできてしまったのでしょうか。

それは、人類の長い歴史と深い関わりがあると考えられています。何万年もの間、男性は狩りに出かけていた時代が長かったのです。川や海、山の地形から獲物の居場所を想定する。地形を考えながら獲物を追い込む。そして、かなり遠くまで出かけても無事に帰って来られるなど、命をかけた狩りによって空間認知力が発達したといわれています。

一方、女性は、男性が狩りに出かけている間、子育てをしながら家を守るために、隣人とお互い助け合えるようコミュニティを築くことが必要となり、社会性や言語能力が発達したといわれています。脳医学の立場からみても、この歴史的な背景は真実に近いといえるでしょう。

男性であれば、心あたりのある方も多いとも思いますが、男性は、よく女性から「もっと話を聞いてほしい」と、コミュニケーション不足の批判をしばしば受けることがあります。

しかし、このように脳の歴史をみてみると、これは脳の問題であって決して性格の問題だけではないともいえます。男性のコミュニケーション能力や、相手の気持ちを理解する「共感」の能力が女性に比べて低いのも、脳の形や機能からみて、ある程度は仕方のない面もあります。とはいえ、「私のせいではないんだよ。男はもともと脳が……」と言っても、女性に納得してもらうのは難しいでしょうから、私も含めて男性はもっと努力する必要がありそうです。

こんなデータがあります。――連れ合いを先に亡くした男性と生涯独身の男性は、男性全体の平均寿命よりも命が短い。女性は夫を亡くし、ある程度高齢になっても、比較的社会とのつながりを持てるのですが、男性はなかなかそうはいかない。コミュニケーション能力が低いことから、奥さんを亡くした男性や独身男性は、高齢になればなるほど社会との関わりがどんどん少なくなってしまいます。そうしたことが認知症のリスクを上げたり、さまざまなストレスが脳血管障害のリスクを上げてしまうことから、寿命が短くなると考えられています。

まれに、おしゃべり好きでコミュニケーションが得意な男性もいますが、その場合、脳の形も女性に近い形をしている可能性は充分にあります。

「脳は、その形からだけでも運命を左右することがある」、社会性の能力が高い女性が男性より長寿であるのは、脳からみて必然性があるのかもしれません。

自閉症児は超男性脳を持っている

いま私たちは「自閉症児の脳」についても研究を進めているのですが、実はこの「自閉症児の脳」と、脳の男女差とが深く関わっていることがわかってきました。

「自閉症児の脳」の特徴は、幅はありますが、一般的には論理的思考の能力がとても高く、反対に言語やコミュニケーションの能力が低いといわれています。また、人の気持ちを理解したり汲《く》んだりすることは苦手な部類に入ります。その脳の形態や特徴が男性に特化していることから、「スーパーメール」(Super Male 超男性)とよんでいる研究者もいるほどです。

実際に自閉症児は、言葉やコミュニケーションの働きを担う脳の領域に発達の異常が見られることがあります。また相手の表情を見て、怒っている、悲しんでいる、おびえているなどの喜怒哀楽の心情を認知することが苦手です。そのため相手が苦しんでいる姿を見たときに、相手の気持ちになってその苦しみを理解する、「エンパシー」（empathy 共感）という能力が低いのです。つまり自閉症児は、男性脳を極端にした脳であることがわかります。

とはいえ自閉症児の能力の器は他の子どもたちとほとんど変わりないことも多く、ただ能力を使う関心の方向にかたよりがあるだけとも考えられるのです。能力の割り振り方を変えれば、むしろ豊かな能力や才能を持っていると、研究を通して感じています。

また、自閉症で、知的障害や発達障害などがありながら、ごく特定の分野に限って能力を発揮する「サヴァン症候群」とよばれる人たちがいます。一度景色を見たら細部に至るまで正確に絵に描ける、百科事典を開いて見たページは全て記憶できる、円周率の何百桁の数字が間違っていたら即座に指摘できる、1万年後の曜日を当てることができるといった際立った能力を持っているのです。

この「サヴァン症候群」は、まさに論理的思考能力や空間認知力に優れている男性脳の超極端な姿といえるでしょう。

脳の体積と頭の良さは比例する

ところで、こんな話を聞いたことがありませんか。「頭の良い人は脳が大きい」――実は、あながち嘘《うそ》ではないのです。とはいっても、脳全体がべらぼうに大きいということではなく、脳の部分領域が大きいのです。

脳は領域ごとに異なる働きを持っています。ある領域では「言葉を理解する」、ある領域では「動きや空間を認知する」というように、領域によってそれぞれに異なる働きを任されています。

脳を断面で見ると、はっきりと色の異なる二つの層からできていることがわかります。脳の表面にあたる層は、「灰白質（かいはくしつ）」とよばれる部分で神経細胞が集まっています。内部にあたる部分は「白質」とよばれ、神経細胞と神経細胞をつなぐネットワークの役割を果たす組織の集まりです。灰白質は脳の深いところにも一部見られます。一般に、とくに高次の認知機能は、この灰白質の体積が大きければ大きい領域ほど、その部分の担う能力が高いのです。

さきほどお話しした、女性の言語野の大きさと言語能力、男性の頭頂葉の大きさと論理的思考力の関係は、この「脳の体積と能力は比例している」ことを明らかに示しています。

また一般常識クイズなどに強い人は、「側頭葉」とよばれる領域の体積が大きい可能性があります。この一般常識のような記憶を「意味記憶」というのですが、この「意味記憶」の働きをつかさどっているのが「側頭葉」の前のほうなのです。

バイオリニストやピアニストなどは指を動かす領域である「運動野」の体積が大きいといわれています。これらは、女性の「言語野」や男性の「頭頂葉」が大きいなどの生まれ持ったものとは異なり、生まれてからの経験が脳に変化を起こしているものです。脳は使えば使うほど、その領域の脳細胞間のネットワークを増やして、体積が大きくなります。

このように「脳が大きい人は頭が良い」は、「脳の領域が大きい人は、その領域が担う能力が高い」という意味で、本当のことといえるのです。

ＭＲＩ画像から脳の「灰白質」の体積を見ることによって、脳の状態がある程度見えることは、私たち医学研究者にとって大変に重要なことです。

脳の中は会社に似ている

人間の脳の中をのぞくと、その構造は会社の組織に大変によく似ています。ちょっと会社を思い浮かべてみましょう。まず総務や人事、営業や開発など、いくつかの「部」に分かれています。さらにその中には、さまざまな「課」があります。そして、それぞれが異なる役割をこなしています。

では、人間の脳はというと、やはり会社と同じような仕組みになっているのです。まずは、「大脳（だいのう）」「小脳（しょうのう）」「脳幹（のうかん）」という三つの部に分かれます。「大脳」は全体の約80％を占めるとても大きな部です。「大脳」は、「前頭葉」「側頭葉」「頭頂葉（とうちょうよう）」「後頭葉（こうとうよう）」の四つの「課」に分かれ、その中に、またさまざまな「係」があります。

片手をおもいっきり開いて、おでこのあたりを包みこんでみてください。そのあたりが「前頭葉」です。

両手を開いて「見ざる、聞かざる、言わざる」の「聞かざる」のポーズをしてみてください。そのあたりが「側頭葉」。

そして、子どものとき、いい子いい子となでてもらった頭の上のほうが「頭頂葉」、「いやあ、まいったなあ」というときに、つい押さえてしまう頭の後ろのあたりが「後頭葉」です。

その少し下には、おとなりの部の「小脳」、そのまた下には「脳幹」が続いています。おおまかではありますが、脳の中の配置はこんなイメージです。（168ページ参照）

人間らしさは「前頭葉」にある！

脳の仕事のこなし方も、会社にそっくりです。

会社のさまざまな部や課にはそれぞれ異なった役割があります。単独で責任を持って仕事をしていますが、内容によって他の部署と連携したり、他の部署にトラブルが起きたら違う部署がサポートしたりします。

脳も同じように、それぞれの領域で与えられた役割を担い、他の領域と神経細胞をつなぎ合いながら、協調したり助け合ったりして日々仕事をこなしているのです。仕事をこなせばこなすほど、鍛えれば鍛えるほど、能力が上がっていくところも会社と似ています。

そして、どのような会社にも経営をつかさどる中枢機関があります。会社経営で最も重要な部署です。それと同じ働きをする部署が脳にもあるのです。それは、最も大きな部の「大脳」の中にある「前頭葉」です。

この「前頭葉」は、言葉を話す・コミュニケーションをとる・思考する・意思決定する・意識や注意を集中する・注意を分散する・行動を制御する・情動の制御をする・新しいものを創造する・記憶のコントロールをするなど、人間として最も高度な働きをしています。

この働きは、「前頭葉」の最も前にある「前頭前野」に集中していて、その大きさは灰白質全体の30％を占めます。これほど大きな領域を持っている生物は、人間以外に存在しません。生物学的にみたときに、「大きく発達した前頭前野を持つ動物と言うことができる」といわれています。

つまり、「人間らしさ」「人間の心」はまさに「前頭葉」にあり、これこそが「認知力」そのものといえるでしょう。つまり「人が死ぬまで人間らしさを失わず幸せであり続ける」ためのカギは、この「前頭葉」とくに「前頭前野」にあるのです。

「前頭葉」は最後にできて、最初に壊れる

では脳は、いったいどのようにつくられるのでしょうか。

人間の体は全体にバランスよく少しずつ発達しますが、脳はそれとは異なり、実に独特なスタイルでつくられていきます。脳は主に、後ろから前に向かって発達するのです。

脳の発達には脳の血流量が大きく関係するのですが、子どもの年齢と脳の血流量を解析した私たちの研究データからも、はっきりとこの事実が証明されています。

最初に発達するのは頭の後ろの「後頭葉」です。主に「ものを見る」働きを持っています。「後頭葉」は生まれて数か月から1、2年で発達し、歳をとっても最後の最後まで保たれます。

同じように早く発達するのが「音を聞く」などの働きのある「側頭葉」です。つまり原始の時代、人間も動物として敵を「視《み》る」、敵の「音を聴く」ことができなければ生き抜いて来られなかったのです。そのため、生きるために必要な部分から脳は発達したと考えられます。さらに、「側頭葉」には「記憶や言語理解」に関わる領域も見られ、これらは「音を聞く」働きがある領域の後に発達していきます。

これら動物として生きるために必要な「後頭葉」「側頭葉」が発達した後、最後にようやく完成するのが、人間として生きるために必要な「前頭葉」です。

興味深いことに「前頭葉」の中でもまた、役割ごとにつくられる順番が異なります。「前頭葉」の中でも、どちらかというと低次な運動機能などを担う部分は早く発達し、判断したり考えたりコミュニケーションをしたりする、まさに人間らしさともいえる「前頭前野」は最も遅く、12歳前後の思春期を過ぎた頃にようやく完成するのです。

ところが脳というのはとても不条理で、やっと出来上がったと思ったら、すぐに加齢による萎縮が始まってしまいます。しかも最後にできた「前頭葉」の「前頭前野」から萎縮が始まってしまうのです。まるで、脳の萎縮のプロセスは、脳の完成映像を逆回転して見るかのようです。

このことから、「前頭葉」が加齢に最も弱いということができます。人間としての高い能力から壊れていき、動物として生存するために必要な能力が最後の最後まで残るのが人間の脳なのです。

脳の中に高速道路をつくる

脳のつくられ方には、もうひとつ興味深い点があります。

脳の回路を一般の道路に見立ててみましょう。脳は、生まれてからすぐに一般道路をバーッとたくさんつくります。そして、あるところまでくると、たくさんつくった一般道路のうちよく使う道路を、強固で機能性に優れた高速道路にしていきます。反対に、あまり使わない一般道路はどんどん壊していくのです。

まず、膨大な数の神経細胞が、まずそれぞれ正確な位置に配置されます。道路は、その一つひとつの神経細胞と神経細胞がつながっていくことによってできます。

それぞれの神経細胞は、伝達情報を他の細胞に送る枝と、他の細胞から受け取る枝の二つを持っています。それはあたかも、コンセントとプラグがそれぞれ先についた枝を持つかのようです。伝達情報を送る枝は1本で長く、受け取る枝は複数かつ複雑に分かれています。

そして、それぞれがふさわしい細胞にその枝を伸ばして、接続コードをつなげていくかのように、どんどん結合し回路ができます。それら回路がある程度完成したら、よく使用する部分はより情報を早く伝達できるような高速道路に変えて、逆にあまり使わない部分は枝を切り離していくのです。

このように、たくさんつくった一般道路を高速道路に変えたり、使わない道路を壊したりすることが、使用頻度によって決められるのだとすると、まさに私たち自身が脳をどのように使うのがよいか、その重要性が見えてきます。

「海馬」が記憶をコントロールする

「前頭葉」以外にも人間らしさをつかさどる大切な領域があります。それは「海馬」です。「海馬」は「記憶全体をコントロールする」という大切な働きを持っています。側頭葉の奥深いところにあり、タツノオトシゴ（英語でシーホースSea「海」horse「馬」）のような形をしていることから海馬と名づけられました。

よく「記憶力が良い」とか「記憶力が悪い」とか一言で「記憶力」を片づけることが多いのですが、実は人間の記憶はそんな単純なものではありません。人間の記憶のメカニズムは大変におもしろく、いくつかの記憶をつかさどる領域が複合的に関係しあって、その機能を果たしているのです。

10秒から20秒くらいの記憶を「短期記憶」といいます。

例えば調べた電話番号を瞬時に記憶して、電話をかけるときがあります。ですが少し時間がたった後に、この番号を思い出そうと思ってもなかなか出てきません。このように持続性がなく、時間の経過とともに失われてしまう記憶が、この「短期記憶」です。

これに対し、長い間保存されている記憶を「長期記憶」といいます。

この「長期記憶」のうち、家族や友人の名前や誕生日、言葉の意味や一般の雑学の知識などの記憶を「意味記憶」といいます。また自分の日常に起こったことで、先週の土曜日に誰とどこに行ったとか、昨日の夜何を食べたとか、また幼い頃の思い出の記憶などを「エピソード記憶」といいます。

そしてもうひとつ、スポーツやダンス、楽器演奏などのように体で覚える記憶は、「手続き記憶」とよばれています。

これら数種の記憶の働きと深く関わりを持っているのが、先ほど述べた「海馬」なのです。

海馬は、「短期記憶」を受け取り、保存の必要性を判断したり整理整頓したりして、「長期記憶」を担うそれぞれの領域に移動、保存させる働きがあります。パソコンにたとえると、情報を得た後、必要のないと思ったものは消去し、とっておいたほうがよいと思ったものは項目ごとにファイルにまとめ、ハードディスクに保存をするといった感じです。

海馬が働いているときは電気の波が生じ、感情をともなう場合はその波が大きくなることがわかっています。昔の記憶で楽しかった思い出などが、他の記憶より強く残っているのは、海馬がより大切なものとして「長期記憶」にしっかり残しているからです。まさに海馬が記憶の重要性を判断し、整理しているのです。

そして、長期記憶として保存されている情報が必要になったとき、それを引き出す、つまり「思い出す」という働きを担当しているのも、この海馬なのです。このように海馬は、記憶全体をつかさどる「記憶の司令塔」として、きわめて重要な役割を果たしていると考えられています。

「海馬」は記憶や情動のハブ空港

自転車の車輪の中心部の細いスポークが集まる場所、ご存じの方も多いと思いますが「ハブ」といいます。同じように世界各国の飛行機が放射線状に離着陸する空港をハブ空港といい、日本の成田国際空港やニューヨークのジョン・F・ケネディ国際空港、パリのシャルル・ド・ゴール空港、ロンドンのヒースロー空港などがそれにあたります。同じように海馬は、記憶や情動に関わるいくつもの領域と密接につながっているハブ空港なのです。海馬は、記憶の司令塔としての働きだけでなく、これらさまざまな領域とつながることによって、前頭葉をはじめとする高次機能に大きく影響を与えています。このように海馬は、脳を健康に保つ上で大きな役割を持つ脳の中枢のひとつなのです。

「人間らしさ」を何時までも保てる「生涯健康脳」でいられるためには、海馬もまた、前頭葉とともに大きなそのカギを握っているといえるでしょう。

3章

認知症の正体を知っておこう

認知症は脳の老化とは違う

「生涯人間らしく」あるためには、記憶が失われていく「認知症」の正体について知っておく必要があります。

日常生活でこんなこと、ありませんか。部屋に入った瞬間「あれっ？　何しに来たんだっけ？」「この俳優さんの名前、えっと、あの……」「昨日の夜食べたのは、えーと」「あ、冷蔵庫に入れたままだ！」「あれ買うの忘れちゃった」「あれ、どこにしまったっけ？」

思わず苦笑いをされた方もいらっしゃることでしょう。でも大丈夫です。これは加齢によって自然に起こる「もの忘れ」といわれる現象です。医学的には「良性健忘（りょうせいけんぼう）」といいます。

加齢によって起こる現象は、脳のＭＲＩ画像でも見ることができます。脳の健康度というのは、具体的にいうと脳の萎縮度で測ることができます。

脳は、年齢にともない少しずつ萎縮をしていき、ある程度加齢を重ねると、血液が通わなくなる虚血性《きょけつせい》の変化として、シミのようなものが脳に見られるようになります。このシミの量や萎縮の度合いで脳の加齢度を測ることができます。

では「認知症」というのは、どのようなことをいうのでしょうか。

「認知症」は、記憶の働きや思考力・判断力などをはじめとする認知機能が低下して、日常の生活に支障をきたす症状のことをいいます。

加齢によって起こる自然な老化現象の延長にあるものではなく、脳梗塞《こうそく》・脳出血・くも膜下出血など脳の血管に起こる病気や、アルツハイマー病などの病気によって引き起こされる症状なのです。

ですから「認知症」は歳をとれば仕方ないと思うものではなく、病気の症状として受け止めることが大切です。

認知症は主に3タイプある

「認知症」にはいくつかのタイプがあり、大きく3タイプに分かれます。

「脳血管性」「レビー小体型」「アルツハイマー型」が三大認知症です。

「脳血管性認知症」は、脳梗塞・脳出血・くも膜下出血などの脳の病気にともなう、脳の血管の障害によって引き起こされる認知症です。障害の起きた血管の場所によって「認知症」の症状も異なります。

「レビー小体型認知症」は、レビー小体という異常なたんぱく質の集まりが、神経細胞の中にたまることによって起こります。

レビー小体は、パーキンソン病を引き起こす物質でもあります。もの忘れなどの記憶障害ではなく、幻覚を見たり、うつ状態になったり、パーキンソン病のような手のふるえなどが見られるのが特徴です。

そして、最も多いのが「アルツハイマー型認知症」です。

「アルツハイマー病」によって引き起こされるもので、認知症全体の50％を占めます。「アミロイドベータたんぱく」や「タウたんぱく」という異常なたんぱく質が脳に蓄積し、脳の神経細胞にダメージを与えることによって起こります。

認知症は階段を降りるように進行する

ここから先は、最も多い「アルツハイマー型認知症」に絞ってお話をしていきましょう。

「認知症」の進行は、脳の萎縮のスピードと大きく関係しています。

脳のＭＲＩ画像で見ると、一年あたりの脳の体積の減少量は、ごく初期の認知症であっても、健常者に比べて約2倍のスピードで落ちていきます。10年間で健常者の脳が約5％減るとしたら、認知症の方は10％減ってしまうことになります。脳にとっての10％というのは相当な量です。高齢になると、そのスピードが一気に加速する傾向も見られます。

認知症の症状は「もの忘れ」から始まります。ですが、加齢による単なるもの忘れとは異なり、日にちや時間、曜日などがわからなくなります。また、近い記憶から少しずつ失われ、記憶の一部がそっくり抜け落ちていきます。そのため、夕ご飯に何を食べたかではなく、夕ご飯を食べたことそのものを忘れてしまうようになるのです。

この初期症状では、自分で自分の変化に気がつきます。また、家の中でトイレの場所がわからなくなったり、自分のいる場所がわからなくなったりすることから、家に帰れなくなるなど日常生活に支障をきたすようになります。

このような状態が半年以上続くと「認知症」と判定されます。ただし認知症の診断は必ずしも容易ではなく、老年期うつ病など他の病気との鑑別が難しいこともあります。

中期になると、失われる記憶の期間が長くなり、数十年単位で抜け落ちてしまうことから、実際の年齢より、20歳、30歳若い時の意識でいるようになります。

この頃から、ボタンをかける、お箸を使うなどの日常生活で、手や道具を使う動作も難しくなり、歩行や排せつにも障害が出てくるようになります。この中期の段階まで いくと、自分が認知症であることはわからなくなります。

そして後期まで進むと、相手が誰なのか、そして自分が誰なのかまでわからなくなり、会話をすること、自分の意志で体を動かすこともできないようになります。

「人間らしさ」といえる、記憶、思考力や判断力などの認知機能が失われ、最後には動物として生きるために重要な、立つ、食べるという働きまで失われてしまいます。

やがて自分で食べることのできない嚥下《えんげ》障害が起き、身体が衰弱していくことによって終末期を迎えることになります。

〝黒いシミ〟と〝おたまじゃくし〟が認知症を起こす

では、「アルツハイマー型認知症」では、脳の中でどのようなことが起こっているのでしょうか。

前にもお話ししましたが「アルツハイマー型認知症」は、「アミロイドベータたんぱく」と「タウたんぱく」とよばれる異常なたんぱく質が、脳にたまることによって起こります。

この「アミロイドベータたんぱく」は脳の神経細胞の周辺に蓄積して、「老人斑（プラーク）」という黒いシミをつくります。

また、「タウたんぱく」は、脳の神経細胞の線維を絡み合わせ、「神経原線維変化」というおたまじゃくしのような形にしてしまいます。この〝黒いシミ〟と〝おたまじゃくし〟が原因となって、脳の神経細胞が壊され機能が失われてしまうのです。

「アルツハイマー型認知症」では、脳の中枢を担い記憶をつかさどる「海馬」が一番はじめに、そして次に思考力、判断力など認知機能をつかさどる「前頭葉」が壊れていきます。

先にあげた症状の進行度合いからもわかるように、人間らしさから失われてしまうのは、人間らしさを担う領域が、「アルツハイマー型認知症」に最も弱い領域だからなのです。

アミロイドベータたんぱくは、たんぱく質が切断されるときにできるゴミのようなもので、正常な脳であれば、酵素に分解されてしまうために脳内にたまることはありません。タウたんぱくもまた、神経細胞の骨格をつくるたんぱく質として、誰もが持っている問題のないものです。

しかし、ともに脳にたまると、アミロイドベータの中の毒性や、タウたんぱくが変化した物質によって神経細胞が壊され、記憶障害や認知機能障害をはじめとするさまざまな症状を引き起こすのです。

認知症を病気のひとつと受け止める

認知症の進行を遅らせるための方法や改善策についても、この本の中でこれからさまざまなかたちで触れていきますが、もうひとつ大切なことは、認知症の本人及び家族の心の問題です。

ふとしたことをきっかけに、そして小さなことが重なるうちに、認知症に最初に気づくのはまず本人自身です。記憶が飛ぶ、忘れる、それが日常生活に支障をきたすようになり、少しずつおかしいと感じるようになります。

自分に起こっている変化を理解したとき、本人の心に葛藤が生まれます。受け入れるのが怖い、またそう思いたくないという思いから、不安や悲しみでいっぱいになります。そして認知症を受け入れることができず、結果として嘘をついたり、ごまかしたりするようになります。

次に認知症の症状に気がつくのが近くにいる家族です。

家族もまた、大切な親、妻や夫が認知症であることをすぐには受け入れることができません。本人と気持ちは同じです。このようにして、本人は家族に隠す、家族は親族や隣近所に隠す、こうして認知症の改善が遅れることがしばしばあります。

先ほどもお話ししたように、認知症は病気によって引き起こされる症状です。認知症も普通の病気のひとつととらえることが大切です。

治療が早ければ早いほど、適切な対応をすることでいくらでも改善することは間違いありません。まず、専門医の診断を受ける。全ては、そこからスタートです。あきらめることは絶対にありません。

認知症は早期に発見し早期に対応することが何より大切といえます。

認知症の原因アミロイドベータは15年前に見つけられる

では認知症は予防できないのかというと、実は最も多い「アルツハイマー型認知症」に、この数年の研究から大きな希望が見えてきたのです。

「アルツハイマー型認知症」は、その症状がはっきりと現れた時点からさかのぼって5年くらい前から、脳の形が変化し始めることがわかってきたのです。

さらに、さかのぼること15年くらい前には、もうすでに脳の中に異常たんぱくの「アミロイドベータ」が凝集し始めていることもわかってきました。つまり、はっきりとわかる症状が現れる15年も前から兆候の出ていることがわかったのです。

認知症は、まず脳に「アミロイドベータ」がたまり、その次に「タウたんぱく」がたまります。

いまでは原因物質といえるアミロイドベータやタウたんぱくまでMRI画像で見ることができます。つまり、認知症の具体的な症状が現れる以前であっても、アミロイドベータが脳に現れてきた段階で、認知症の将来的な発生を予見できるというわけです。

現在、私の担当分野でもありますが、ガンの発見にも使われているPET（Positron Emission Tomography 陽電子放射断層撮影）を活用して、まだ保険適用になっていませんがアミロイドベータの沈着度を調べることができます。

こうした認知症の早期発見によって、認知症を引き起こす要因物質をしっかりコントロールする、早期治療が始められるようになったのです。それによって、将来の認知症リスクを減らせる可能性が格段に高くなったのです。

睡眠が認知症の原因物質を洗い流す

また、この「アミロイドベータ」に関して、２０１３年10月、アメリカ、ロチェスター大学のマイケン・ネーデルガード博士たちが驚くべき研究結果を発表しました。

脳内に蓄積するアミロイドベータなどの有害物質が、睡眠によって洗い流される可能性があることがわかったのです。

これが事実であるなら、「認知症」を引き起こすにっくきアミロイドベータを、「眠る」という作業でどんどん排出することができることになります。

脳細胞と脳細胞の間には脳脊髄《せきずい》液という液体が流れていて、脳の老廃物を排出しています。その脳細胞間の隙間が、眠っているときは通常の60％も多く広がり、髄液がより速いスピードで流れて、排出される老廃物の量も増えることがわかったのです。

そしてこの老廃物の中に、認知症の発症につながるアミロイドベータが含まれていたのです。

またワシントン大学でも、睡眠効率とアミロイドベータの関係を調査した結果、よく眠れている人はアミロイドベータを蓄積している人が少なく、一方、睡眠状態の悪い人はアミロイドベータを蓄積している人が多いことがわかりました。

睡眠が認知症の発症をどれくらい抑えられるか、これはこれからの研究課題です。しかし質の良い睡眠をとることが認知症を予防する、つまり「脳には驚くべき自浄作用がある」ことに、いま世界が注目し始めているのです。

認知症の脳に働きかけるユマニチュード

いま、「まるで、魔法のようだ」と、その効果が話題になっている認知症ケアの手法があります。体育学を専攻した、フランスのイヴ・ジネスト氏とロゼット・マレスコッティ氏によって開発された「ユマニチュード」です。

認知力が低下して語りかけても反応がない、自分がいる場所も理解できない、また立つこともできないで寝たきり状態の認知症患者の方々が、この手法でケアを受けると、話し、笑い、そして自分の力で立ち上がり、歩くことができるようになるというものです。

この「ユマニチュード」は、「見る」「話しかける」「触れる」「立つ」の四つを柱とし、150の具体的な手法からつくられています。

「さまざまな機能が低下して誰かに頼らなければならない状況になったとしても、最期の日まで尊厳をもって暮らし、その生涯を通じて〝人間らしい〟存在で有り続ける」――そのためにケアを行う人々が、ケアの対象の方に「あなたのことを、わたしは大切に思っています」というメッセージを発信する、つまり〝人間としての尊厳〟をどこまでも大切にし続けるというケア手法です。

見つめるときは、患者さんの中に「支配されている」という感情が起きないよう、見下ろすことは絶対にせず、必ず正面から目の高さをあわせて対等であることを印象づけます。

体を拭くなどのケアをするときは、「タオルを温かくしてきましたよ」「左手をあげますねえ」「大きく動きましたねえ」「次は足を動かしますねえ」と実況中継をするように、優しく話しかけながら進めます。触れるときも決して手首や腕をつかむのではなく、下からそっと支えます。これらによって患者さんの中に、自分の存在が否定されているという感情や怖いという感情が生まれず、「自分は受け入れられている」という感情が生まれ安心できるのです。

そして、体を拭いたり、歯磨きなどは、できるだけ立って行うようにし、筋力を高めることに力を入れています。このように、人間としての尊重が全てのケアに込められています。

NHKの番組『クローズアップ現代』で、イヴ・ジネスト氏が、実際に日本の病院で、認知症が進行してしまった患者の方と触れ合う場面が紹介されました。

日中ほとんど反応がないか逆に攻撃的になるといった症状で、ほとんど寝たきり状態の高齢の男性がジネスト氏と触れ合うと、30分ほどでみるみる意欲を取り戻し、通訳を介した「病気を治したいですか」という質問に「YES」と英語で答え、ジネスト氏との別れ際にはピースサインまで見せていました。

また、病院の場所を自分の故郷と思いこむなど、認知力が低下し歩くこともできない高齢の女性は、ジネスト氏が車椅子に座る女性の真正面にしゃがみ、優しく腕をなでながら「ＯＫ、マダム」と紳士が女性を大切に扱うかのように優しくケアを行うと、車椅子から立ち上がり歩くことができたのです。そして、ジネスト氏が優しく頬を差し出すと、左右両方の頬にキスまでしたのです。

それをそばで見ていた息子さんは、まるで夢を見ていたかのように「1時間くらいですか、認知症というものをぜんぜん感じなかったですよね」と取材スタッフに向かって語りかけていました。

優しくされると脳のストレスホルモンが減る

ではなぜ、この「ユマニチュード」が、奇跡のような効果をもたらしたのでしょうか。

それは、脳のストレスホルモンに関係があると考えられます。

ワシントン大学での研究によると、アルツハイマー型認知症では脳の中にストレスホルモンが多くなり、脳が興奮することによって、暴行、暴言などの攻撃的な行為や徘徊《はいかい》などが起こることがわかっています。

このストレスホルモンをコントロールしているのが「海馬」で、アルツハイマー病が海馬を萎縮させることから、ストレスホルモンの分泌の抑制ができなくなるのです。

暴行や徘徊などから患者さんの安全を守るために、やむを得ず体を拘束する処置がとられることがありますが、これはさらにストレスホルモンを増やし、攻撃的な行動を悪化させることになります。

一方、アメリカのアズサパシフィック大学での研究では、優しく触れるケアによって、ストレスホルモンの分泌が減り、徘徊や暴力の減ることが報告されています。心地よいと感じることによってストレスホルモンが減るのです。「ユマニチュード」は、まさに、脳内のストレスホルモンを減少させ、脳の興奮を鎮めることによって、患者さん本来の姿を取り戻させているといえます。

これらを通して、人間はたとえ認知症を患っても「人間らしくありたい」という強い願いがあり、人間として尊重されることが脳に大きな働きをもたらすことがわかります。

イヴ・ジネスト氏とロゼット・マレスコッティ氏の「ユマニチュード」は、私たちがテーマとする「生涯、人間らしさを保ち幸せであり続ける」ということを、重度の認知症の方々に体現するものといえるでしょう。

認知症の治療は進化している

認知症に対する喜ばしい効果は、「ユマニチュード」のようなケアの方法だけでなく、認知症の治療法や、認知力の低下を抑える方法に対しても次々と発見され、日本、そして、世界各国から報告されています。

イギリスでは、心筋梗塞や虚血性心疾患を減らすために大々的にとられた政策で、副次的に認知症をかなり抑えたというデータが発表されました。

イギリスの高齢者７５００人を対象にした調査で、増える一方と思われていた認知症患者数が、１９９０年代と比べ２０１０年代では、明らかに減少したのです。

その原因を調べたところ、イギリスが国家政策として行った心筋梗塞や虚血性心疾患などの心臓病を減らす対策が、脳にも良い影響を及ぼしたことがわかったのです。

これは、私たち研究者から見ても驚く内容でした。以前は一度なってしまったらもう回復はしないと考えられていた認知症を、そもそも抑えることができる、また、発症したとしても、あるところで、急激な認知力低下を抑え、できるだけゆるやかにすることができるであろうことを確信できるようになったのです。

また日本では、２０１４年２月、兵庫県淡路島で行われた調査から、「シロスタゾール」という動脈硬化の再発を防ぐ薬がアルツハイマー病の進行を抑えることがわかりました。

アルツハイマー型認知症の方の中で、進行が止まっている、また進行が遅い人がいることがわかり、その人たちを調べてみると、みな動脈硬化の再発を防ぐために、この薬を服用しているという共通点が見つかりました。

この薬は、血液をさらさらにし、血液の塊が血管の中に詰まらないようにするものですが、アルツハイマー病の原因となるアミロイドベータを減少させる働きがあることがわかったのです。

また、ワシントン大学では、アルツハイマー病の場合、脳が糖をエネルギーとして取り込むことができない、すなわち、糖尿病の症状が脳に起きていることをつきとめました。

そして、糖尿病で使われるインスリンを、鼻腔からスプレーで噴射し、直接脳に送り込む実験を行ったところ、認知機能の低下が抑えられることがわかりました。

このように、新薬ではなく、既存の薬が認知症に効果をもたらすことがわかったのです。新薬であれば、開発までに15年から20年はかかるのですが、既存薬であれば、5年ほどで、認知症の薬として使えるようになると考えられます。

こうしているいまでも世界各国でさまざまな実験が行われ、次々と報告がされています。そう遠くはない将来、認知症の治療、そして予防が可能になるところまで、来ているのです。

4章

脳に良いこと、悪いこと

「有酸素運動」が脳を活性化させる

「人間らしさ」を保つために、脳の中でも「前頭葉」や「海馬」がどれほど大切かについて、お話ししてきました。そして、「認知症」とはどんなものなのかについても、お話ししました。

では認知症にならないために、脳を意図的に活性化させることはできないのでしょうか。実は日常生活の中に、「生涯健康脳」のつくり方があるのです。

「脳のために良いこと」を集めてアカデミー賞のような授賞式を行ったとしたら、最高の賞は、間違いなく「運動」というスターに贈られることでしょう。「運動」といっても、サッカーやテニスのような激しいスポーツや、ジムのきついトレーニングなどではありません。1日たった30分歩く程度の「運動」です。

ではなぜ、歩く程度の「運動」が脳に良いのか。

それは「歩く」ことが、しっかり呼吸をしながら継続的に酸素を体に取り込む運動、つまり「有酸素運動」になっているからです。この「有酸素運動」こそが、脳のために最も良いことなのです。

激しいスポーツや瞬発力を使うようなスポーツでは、継続的に酸素を取り込むことができません。継続的にしっかり酸素を取り込むためには、ウォーキングやジョギング、水泳などが良いのです。

有酸素運動が脳にもたらす効果は、認知症の改善にも効果が高いと注目されています。

愛知県にある国立長寿医療研究センターという研究所では、軽度の認知障害である65歳以上の308名の方を対象に、週1回、ウォーキングやステップの昇り降りなどの有酸素運動を行うグループと、まったく行わないグループに分けて10か月間、「認知機能テスト」の実験を行いました。

その結果、運動をしていたグループは、認知機能が維持または向上していて、とくに「記憶力」のテストで良い結果がみられました。そして何よりも脳の萎縮がストップしていたのです。

一方、運動をしなかったグループは、認知機能に変化がみられず、むしろ脳の萎縮が進行している人が多くみられたのです。

同じように、60歳から85歳までの人に10週間、有酸素運動のエクササイズを受けた人と受けなかった人に、注意力や集中力を必要とする「視聴覚認知テスト」を同時に行った調査では、エクササイズを受けた人の成績が時の経過とともに、受けなかった人より向上したという結果が出ています。

またフィンランドでは、65歳から79歳までの1500名を対象に「高齢者と運動」との関係調査を行いました。その調査から、少なくとも週に2回運動をしていると、運動をまったくしない場合よりも認知症を発症するリスクが半分に減るという結果が出ています。

このように「有酸素運動」が脳を活性化し、認知症の改善や予防にまで大きな効果を上げていることが世界中から報告されています。

「有酸素運動」をすると「海馬」の体積が増える！

では、なぜ「有酸素運動」が良いのでしょうか。

それは、脳細胞のエネルギー源ともいえる重要な栄養素「ＢＤＮＦ（脳由来神経栄養因子）」という物質が、有酸素運動によって体内につくられるからです。

この栄養素は記憶の働きをつかさどり、脳の中枢を担う「海馬」に大きく関わりを持っています。

この栄養素は加齢とともにどんどん減り、認知症の方ほど減り方は著しくなります。つまり、脳の萎縮が進んでいる人ほど、この栄養素が少なくなっていることがわかります。

アメリカのピッツバーグ大学では、55歳から80歳までの健常な男女１２０名を、有酸素運動と、有酸素ではない運動を行うグループに分け、海馬との関わりについて1

年間、比較調査を行いました。

その結果、有酸素運動ではないグループは海馬が減っていたのに対し、有酸素運動を行ったグループは維持するどころか、海馬の体積が増大したのです。

つまり有酸素運動をすると、脳にとって大切な栄養素がつくられ、それが海馬の体積を大きくして認知機能を高めるということがわかったのです。

有酸素運動の効果はこれだけではありません。有酸素運動はさらに、「認知症」を引き起こす原因の「アミロイドベータ」を壊す酵素を発生させたり、脳への血流を増加させたりします。

また感情をコントロールする物質を増やしたり、動脈硬化の原因となる物質や遺伝子を傷つける物質を追い出すなど脳のために良いことだらけなのです。


有酸素運動が脳にもたらす効果は、このようにすばらしいものがあります。そして、その効果は、わずか30分の有酸素運動で得られることがわかっています。

大切なことは、一定の心拍数で有酸素運動をすること。歩くことでも、ジョギングでも、水泳でも30分程度で効果があるのですから、無理のない時間と程度で有酸素運動を楽しみましょう。せっかくがんばっても、疲れて次回につながらないのはもったいないこと。体に無理な負担をかけず、できる日は少なくとも30分は続ける、まさに「継続は力なり」です。

「デュアルタスク」で、さらに脳を喜ばせる

脳にすばらしい効果をもたらす有酸素運動に、さらにプラスすると効果が高まる方法があります。それは、「頭を使うこと」をプラスすることです。

例えばウォーキングのときに、「しりとり」をしながら歩きます。すると有酸素運動をしながら頭を同時に使うことになり、脳内のかなりの部分を活性化することができます。

しりとりは、ただするだけでもいいのですが、テーマを決めて行うとさらに脳を使うことになり、効果は一層高まります。例えば「料理の名前」がテーマであれば、「卵焼き」↓「きんぴらごぼう」↓「うなぎ」↓「ぎょうざ」↓「ざるそば」のよう

にしりとりをしていきます。テーマは、なんでもＯＫです。

私たちは日々、知らない間に、同時にいくつかのことをこなしています。楽しく会話しながらご飯を食べたり、体でリズムをとりながら歌を歌ったり、レシピを見ながら料理をつくったり。しかし、加齢とともに、同時に作業を行うということが少しずつ難しくなり、「認知症」の場合では、その能力はどんどん落ちていきます。そのため、早い段階から思考力や注意力を使い、同時に二つの作業を行うことをしていくと脳の複数の領域を使うことになり、脳は活性化され「認知症」の予防にまでつながるのです。

しりとりの他にも、１００、93、86、79のように、１００から順々に7を引いていくなどの「計算」を使う方法もあります。この場合もさらにレベルを上げ、7だけでなく、１００から9と7を交互に引いていくなど、より注意力を必要とするようにするとさらに効果が上がります。

またひとつの色を決め、目に見えたその色の数を数えたり、もしお友達と一緒にウォーキングができるのであれば、クイズを出し合ったり、魚の名前や植物、野菜の名前などを交互に言い合い、どちらが多く言えるか競い合ったり、先ほどのしりとりをしながら歩いたりするのもよいでしょう。

これまでに歩いたことのない道とポイントを事前に地図で調べておき、そのコースを思い出しながら歩くのも効果があります。地図を思い浮かべながら、実際の道を歩くのはけっこう楽しいものです。

このように、同時に二つのことを行うことを、二つという意味の「デュアル」と、作業という意味の「タスク」をあわせて、「デュアルタスク」とよんでいます。「デュアルタスク」には決まりはありません。自分なりのオリジナル「デュアルタスク」をどんどんつくって、楽しみながら有酸素運動を続けましょう。

充分な時間と質の良い「睡眠」が脳を守る

「睡眠」の時間と質もまた、脳の健康に大きく関係することがわかってきました。シンガポールで長年にわたり続けられてきた睡眠と認知機能との関係調査で、「睡眠時間が短い高齢者は脳の老化が早い」という結果が２０１４年７月に発表されました。

睡眠時間が1時間短いと、1年ごとに脳の中にできる隙間が０・５９％ずつ拡大し、脳が萎縮していくことがわかったのです。認知機能もまた、1年ごとに０・６７％ずつ低下することがわかっています。このことから充分な睡眠時間が、萎縮のない健康な脳を保つために必要であるということが明らかになりました。

3章でもお話しした通り睡眠には、アルツハイマー型認知症の原因となる「アミロイドベータ」を洗い流す働きもあります。

また、脳は寝ている間にも働き続けています。脳細胞同士のネットワークを効率化する作業や、2章の「海馬」の働きでも述べた記憶を整理したり定着させる働きも寝ている間に行われています。一言でいうと「脳のメンテナンス」を行っているのです。睡眠中に細胞同士の結びつきが最適な状態になることで、記憶の力も強化されるというわけです。

睡眠が記憶の働きに大きく関係していることもあわせると、睡眠が認知症予防に大きな働きを及ぼすことがわかります。

そしてもうひとつ、睡眠には「ストレスを取り除く」という働きもあります。後ほどストレスと脳については詳しくお話ししますが、ストレスは脳にとても悪い影響を及ぼします。ですから、睡眠によってストレスを軽減することは、とても重要なことといえます。

では、どのくらいの睡眠が良いのかというと、研究調査の結果として理想的な睡眠時間は7時間程度とされています。ただし高齢になってくると、夜中に何度も目が覚めたり、朝早く目が覚めてしまったりすることによって睡眠が浅くなりがちです。そのため、少しでも多く睡眠時間をとるためには、毎晩同じ時間にベッドや布団に入り、同じ時間に起きる習慣をつけていくことが大切です。昼間日光を浴びる時間をつくると、体内時計が機能して夜寝つきやすくなります。

反対に睡眠の妨げになることとして、遅い食事があげられます。就寝に近い時間の食事は、寝る時に胃を働かさなければならず質の良い睡眠は得られません。また、テレビやパソコンなどの強い光も脳を刺激し、メラトニンという睡眠導入のためのホルモンを抑えてしまうことがわかっています。できれば就寝の2時間くらい前から食事や、テレビ、パソコンを控え、睡眠のための環境を整えると、快適な睡眠がとりやすくなります。

規則正しい生活習慣で、充分な睡眠時間をとる。気持ちよく寝るだけで脳はどんどん健康になるのですから、こんなに嬉しいことはありません。

飲酒は脳を萎縮させる

では逆に、脳に良くないこと、つまり脳の萎縮を促進させてしまう要素とはどのようなものでしょうか。

多くの方々の「脳のＭＲＩ画像」と「生活習慣データ」の関係から、脳の萎縮が進む原因がわかってきました。

そのひとつが「お酒の飲み方」です。飲酒の習慣やその量が、脳の萎縮に大きく関係することがわかったのです。

慢性アルコール中毒の患者さんの脳をＭＲＩ画像で見ると、脳のさまざまな部分に重度の萎縮が見られます。

そこで、飲酒と脳の萎縮の関係をつきとめるために、具体的には「一日にどのような種類のお酒を、どれくらい飲むのか」「一週間に何回飲むのか」「そうした飲酒の習慣を何年続けているのか」など詳細なヒアリングを行い、これまでに摂取してきたアルコールの成分であるエタノール量の総計を計算し、データ化しました。

そして、それらの数値と脳の体積の相関関係をみたところ、アルコールの摂取量が多い人ほど、脳に萎縮がみられ、中でも「前頭前野」の領域が萎縮していることがわかったのです。

「前頭前野」は高次認知機能を担う重要な領域です。飲酒が、人間らしさをつかさどる前頭前野に大きなダメージを与えることがわかったのです。

また、毎日ビール大瓶を３本以上飲むような人は、半月に1回３５０mlの缶ビールを飲む程度の人に比べて、一割近く脳が萎縮することもわかっています。

アメリカの大学でも、平均60歳の男女１８３９名を飲酒量ごとに五つのグループに分け、ＭＲＩによって脳の体積を測定する調査が行われています。ここでも同様に、大量に飲酒しているグループの脳の萎縮度が最も高く、まったく飲まないグループの萎縮度がもっとも小さかったと報告されています。

飲酒と脳の萎縮の関係のメカニズムは、まだはっきりと解明されていませんが、脳が萎縮しない目安の量というのは存在せず、言えることは、お酒は飲めば飲むだけ、脳は萎縮し、飲まなければ飲まないほど萎縮しないということです。

ただお酒の量と脳の萎縮のスピードの関係は、アルコールの分解酵素など、遺伝子の関係もあります。飲めない人が無理して飲むのは、とくに脳の萎縮を進める危険があることがわかっています。脳の萎縮を防ぐには、飲めない方はできるだけ飲まない、ある程度飲める方は、控えめにすることが重要です。

内臓脂肪型の肥満は脳に大敵

飲酒と並んで脳の萎縮を進める、もうひとつ大きな要因があります。

それは太り過ぎ、つまり「肥満」です。ことに中年期の肥満は、高齢期になってから認知症のリスクを高めるという報告が数多くされています。
私たち研究グループでは、生活習慣の中で起こるひとつの要因として肥満を取り上げ、肥満の度合いとMRI画像での脳の萎縮との関係を検証しました。
その結果、肥満度を表す「BMI」の数値が高いほど、海馬が顕著に萎縮していることがわかったのです。
BMI値とは肥満度を測定する指標で、BMI＝体重（kg）÷〈身長（m）×身長（m）〉で計算できます。
BMIの指標値は以下の通りです。
やせぎみ　20未満
普通　20〜24未満
太り気味　24〜26・5未満
太り過ぎ　26・5以上
例えば、身長165㎝、体重70kgだとすると、70÷（1・65×1・65）＝25・71なので、BMI値は25・7で「太り気味」と判定できます。
ただ私たちの研究から、興味深いことがわかっています。それは、この肥満による脳の萎縮は男性にしか見られないのです。女性の場合は肥満であっても、脳の萎縮はほとんど見られません。

同じ肥満でも、なぜこのように男女で違いがあるのでしょうか。

実は、肥満とひとくくりにしていますが、男性と女性では、それぞれ肥満のタイプが異なります。一般に女性は皮下脂肪型肥満とよばれるもので、健康にはほとんど影響を及ぼしません。

一方、男性は圧倒的に内臓脂肪型肥満が多く、お腹だけプクっと出ているチューリップ型、洋ナシ型タイプの肥満がそれにあたります。

男性に多いこうした内臓脂肪型肥満タイプの人は、インスリンや満腹抑制ホルモンであるレプシンの作用効果が減ることがわかっていて、それが脳に対して悪い影響を与えているのではないかと考えられています。

中高年の肥満は、将来の認知症のリスクを上げる

アメリカのシーダーズサイナイ・メディカルセンターの研究チームがマウスを使って行った「オスとメスの肥満のリスク差」調査があります。その結果は、オスのマウスにのみ、糖尿病や心臓肥大、脳の損傷がみられました。

この実験結果に加え、さらに卵巣を除去したメスのマウスとの比較も行ったところ、オスと同じ傾向がみられました。卵巣を除去したメスは人間でいうと閉経後の女性に相当することから、女性ホルモンの働きが関係していると考えられます。

マウスと人間をイコールに扱うことはできませんが、女性ホルモンによって女性の灰白質の体積の減り方が男性に比べゆるやかであることは先にお話しした通りです。女性ホルモンによって、改めていかに女性が守られているかがわかります。

このことを裏づけるように、２０１４年11月、アメリカ・ワシントンで発表された研究では、高齢になると男女差はなくなってくる報告がされています。

これまで肥満と脳の萎縮に関する研究は中年層が中心だったのに対し、この研究は60歳から64歳を対象に8年間行われました。その結果、肥満の被験者では海馬がアルツハイマー型認知症と同じような割合で萎縮していたのです。

また60代の被験者のうち、肥満の人は実験当初から海馬が小さかっただけでなく、その萎縮のスピードも速いことがわかりました。

この発表は中年時の肥満が、将来認知症を起こすリスクが高いことを証明するものとなりました。早い段階で食生活を整え、適度な運動を行い、肥満の改善をすることが認知症予防には重要ということなのです。

糖尿病・動脈硬化・高血圧が認知症のリスクを上げる

認知症が増えている理由のひとつに、「糖尿病」を持つ人が増えてきていることがあげられます。糖尿病では「インスリン」が不足するために、「アミロイドベータたんぱく」が分解されず、脳に蓄積しやすくなるからです。

糖尿病だからといって必ず認知症になるわけではありませんが、認知症を引き起こすリスクは高まります。40代、50代で糖尿病を放置すると、将来認知症になる確率が2倍になるといわれています。

また、「動脈硬化」や「高血圧」を放置することによっても、認知症を発症するリスクが高くなることがわかっています。

動脈硬化や高血圧が引き起こす認知症は、アルツハイマー型の次に多い脳血管性認知症です。脳血管性認知症は脳梗塞や脳出血など、脳の血管障害がもとになって認知症を引き起こします。

アルツハイマー型認知症のように段階を踏んで進行するのではなく、血管に起こる障害のレベルで状態が異なるので、突然に重度の認知症を引き起こしてしまう可能性もあります。糖尿病、動脈硬化、高血圧の症状が、認知症の引き金になることは知っておく必要があります。

ただし、これらの病気はある程度年齢を重ねると、多くの方がひとつや二つは持っているかと思います。重要なことは、それらの病気があったとしても、しっかり治療をして、血圧や血糖等の動脈硬化を悪化させる要因をコントロールすることです。これにより、認知症のリスクを下げることができると考えられます。

ストレスは海馬を萎縮させる

「ストレス」もまた、脳に大きく影響します。

ストレスとは、物質に生じる「ゆがみ」の状態をいいます。ボールにたとえると、上から押すとボールが形を変えてゆがむように、人間の場合は、心や体が外的な刺激によってゆがむことをストレスの状態といいます。

人間は長期間にわたってストレスを受け続けたり、強いストレスを受けたりすると、脳のさまざまな部分、とくに「海馬」が萎縮することがわかっています。これは、ストレスによって分泌されるコルチコイドという物質によるものです。

コルチコイドは、もともとは、ストレスの原因に立ち向かうために血糖値などを上げる働きのものなのですが、これが長期的に脳の中にたまると、海馬に悪影響を及ぼすのです。

いま、ストレスを受けていると感じている人は、30代、40代の働き盛りが一番多く、その原因は、「人間関係」が圧倒的、そして「仕事の質」「仕事の量」と続くと発表されています。

ストレスに比較的強いという人たちもいます。

一般に社長さんなどの経営者や社会的に地位の高い人、また芸術家などは比較的ストレスの影響を受けにくいとされています。

地位が高くなればなるだけ責任も増え、人間関係も複雑化してストレスも多くなるはずですが、では、なぜ仕事のストレスに強いのか。

それは、仕事のストレスは、仕事量や責任の重さより、仕事に対する「コントロール・アビリティ」が高いか低いかによって決まるとされているからです。「コントロール・アビリティ」とは、自分をコントロールできる力のこと。高い地位で仕事をしている人は、この「コントロール・アビリティ」が高いのです。「コントロール・アビリティ」の高い人は、認知症になりにくいこともデータ的に証明されています。

大きな心の傷は、海馬も帯状回も萎縮させる

しかし、このストレスはその程度によって深刻な状況を生み出す場合があります。災害や犯罪の被害にあったり、また戦争やテロなどによって恐ろしい経験をしたり、近親者の死に直面したりすると、心に大きな傷ができてしまうことがあります。この傷が、よく聞かれる言葉「トラウマ」です。

このトラウマは、その後も、つねに不安感や恐怖感、フラッシュバックとよばれる恐ろしいシーンがよみがえる現象などを引き起こします。それによって生活や仕事に影響が出てしまうような症状を「ＰＴＳＤ（心的外傷後ストレス障害）」といいます。

大地震、ハリケーンなどの自然災害、地下鉄サリン事件や９・11などの歴史的な大きな事件、また戦争などによって、ＰＴＳＤを発症している例が数多くあります。

このようにトラウマをつくりＰＴＳＤを引き起こす強いストレスは、海馬の萎縮を促進させるだけでなく、「情動」をつかさどる「帯状回（たいじょうかい）」という領

域も萎縮させることが明らかになっています。

実際、湾岸戦争の帰還兵は海馬が、地下鉄サリン事件の被害者の方は帯状回が萎縮しているという報告があります。また、四川大地震、ハリケーン「カトリーナ」をはじめとする災害やテロ事件などで、ＰＴＳＤになった方の脳もまた、これらが萎縮したという報告があります。

私の活動拠点である東北大学は仙台にありますが、東日本大震災もまた、たくさんの人々の心を傷つけ、トラウマを残しました。そして、いまもなお津波の夢を何回も見たり、小さな地震でも揺れを感じると、大地震での恐ろしい光景がフラッシュバックしたりと、ＰＴＳＤ症状による苦しみは続いています。

とくに宮城県、岩手県、福島県の沿岸地域の方は、実際に津波に襲われたり、人が流されていくのを見たり、肉親を亡くされたりしている方も少なからずいらっしゃるので、ＰＴＳＤの方の数も多いのが現状です。

そしてＰＴＳＤはその症状だけでなく、さらに大きな問題が指摘されています。それは認知症を引き起こすリスクです。

ストレスによって起こる「海馬」の萎縮は、認知症のリスクにつながることから、

ＰＴＳＤの方は5年から10年後の認知症のリスクが2倍に上がるという報告もあります。

被災地では、今もまだ仮設住宅で生活をされている方が多くいらっしゃいます。仮設住宅での生活は、それ自体が非常にストレスをともなうものでありながら、もともとのご近所さんとばらばらになることでコミュニケーションがなくなったり、運動不足になったり、食生活の乱れ、引きこもりなども起こります。

このように加速度的にふくれあがったストレスを抱えた被災地の方々に、何ができるのか――そこで、私たち東北大学では、東日本大震災の被災地の地域医療再建と健康支援に取り組むために、平成24年、東北メディカル・バンク機構というものを立ち上げました。

私たちの研究は、個別化予防、個別化医療、つまり、一人ひとりの体質にあった治療と病気の予防による未来型医療を築いて被災者の方々の健康を守り、震災復興を果たすことにもあります。

5章

脳の最高の栄養素は、知的好奇心！

知的好奇心と記憶力の関係

脳を活性化させるために、「運動」とならんで重要な要素がまだあります。それは、「知的好奇心」です。

探究心・冒険心・追求心などは、みな「知的好奇心」です。見たい！　聞きたい！　知りたい！　行きたい！　やりたい！　など、さまざまなことに興味関心を持ち、いつもワクワクときめいている状態は脳にとても良いのです。

私たちの研究グループでは、約400名の被験者を8年間にわたって追い、8年後に脳がどのように変化するのかを調査しました。

その結果、「知的好奇心」のレベルの高い人ほど、本来は加齢とともに進む「側頭頭頂部」の萎縮が、他の人々に比べて少なく保たれていることがわかったのです。「側頭頭頂部」もまた、情報の記憶と操作をする「ワーキングメモリー」をはじめ、さまざまな高次の認知機能を担当する領域です。このことからも、まさに「知的好奇心」が、「認知症予防」の重要な役割を果たすことがわかります。

また、カリフォルニア大学で行った「知的好奇心と記憶力の関係」調査では、私たちの体験を裏付けるおもしろい結果が出ています。

新しいことを学ぼうとするときに、自分の興味関心のあることはすぐに覚えられるのに、まったく興味関心のないものはなかなか覚えられないということが、よくありますよね。この調査では、『人は好奇心を抱いているときには「ドーパミン」という脳内物質が分泌されて記憶効果がアップする』ということを科学的に証明したのです。

さらに「好奇心」を持って取り組んだときの記憶効果は、「短期的な記憶」だけでなく「長期的な記憶」にもなることがわかりました。

「好奇心」を「記憶」に結びつける、この「ドーパミン」は、「好奇心」を抱いた段階ですでに分泌されることもわかっています。

「これも知りたい！」「あれも知りたい！」という「知的好奇心」こそ、まさに脳の最高の栄養素といえます。

楽しい！　嬉しい！　が脳を元気にする

ではなぜ、ワクワク、ドキドキが脳に良いのでしょうか。

このワクワク、ドキドキと深く関わっているのが、「扁桃体（へんとうたい）」とよばれる脳の領域と、神経伝達物質である「ドーパミン」です。

「扁桃体」は、アーモンドのような形をした直径わずか1㎝ほどの小さな脳の領域です。「見る」「聞く」「触る」「嗅《か》ぐ」「味わう」など感覚で得た情報が扁桃体に伝わります。そこで扁桃体は、好きとか嫌いとか、心地よいとか不快とか、あらゆる感情に仕分けしていきます。その仕分けのときに、楽しい！　嬉しい！　おいしい！　素敵！　と感じたとき、扁桃体は「報酬系（ほうしゅうけい）」とよばれる神経器官に指令を出して神経伝達物質を放出させます。その報酬系の伝達物質がドーパミンです。このドーパミンが記憶力を高め、また、心地よいという気持ちや、達成感、そしてやる気を生み出します。

このプラス感情のときにさかんに放出されるドーパミンが、神経細胞から神経細胞へ情報が伝達されることによって、前頭葉はじめ認知機能を担う脳を活性化するとても良い刺激となるのです。

ではドーパミン以外に、扁桃体の指令によって放出される神経伝達物質はどのくらいあるかというと、記憶に関するもの、快楽ややる気に関係するもの、精神を安定させるもの、生体のバランスを整えるもの、痛みをやわらげるもの、幸福感につながるものなど、約100種類にも及びます。まさに扁桃体が、感情、つまり人の心をつくり出しているといえます。

アメリカで修道女を対象に行った感情表現と寿命の関係の調査では、若い頃、日記の中で、「喜び」「幸せ」「感謝」などのポジティブな表現をたくさん使っている人ほど長寿であったという結果が出ています。これもドーパミンの力が大いに関係しているのではないでしょうか。

また「扁桃体」には、もうひとつ大きな役割があります。

実は「扁桃体」は「海馬」と隣り合った位置にあり、密接に関係し合っているのです。好き嫌いや、快不快の感情は、「扁桃体」から「海馬」に伝えられ、心が揺り動かされるような出来事は強く記憶されます。大切な思い出が「海馬」によって「長期記憶」にしっかりと留められるのは、この「扁桃体」が「海馬」に働きかけたことによるものです。また、怖い、危ないという感情も強く記憶され、これによって、人は危険から身を守っています。

感情が記憶の働きに大きく影響していることからも、感情を豊かにすることが、記憶力を高め、脳を健康にすることがわかります。日々、会話を通して笑ったり、映画やテレビで感動して涙を流したり、楽しいと感じることは脳のためにとても良いことなのです。

知的好奇心を刺激する「趣味」を持つ

脳にとって「知的好奇心」が最高の栄養なのですから、「趣味」は脳にとってすばらしい効果が期待できます。いま趣味を楽しんでいる方はきっと毎日がイキイキしているはずです。もちろん昔やっていた趣味やスポーツをもう一度始めるのも、脳にはすばらしいご馳走といえるでしょう。これから新しい趣味を始めるのも、脳には刺激的なことといえます。

読書、映画鑑賞、音楽鑑賞、旅行、スポーツ、ダンス、ピアノ、ギター、手芸、絵画、料理、そば打ち、語学、登山、キャンプ、カメラ、鉄道、ガーデニング、囲碁、将棋、麻雀、カラオケ、フラワーアレンジメント、お茶、オーディオ、家電、パソコン……趣味の範囲は限りがありません。

さて読者の方は、どのような趣味を持っていますか。また、かつてどのような趣味をお持ちでしたか。これから、どのような趣味に挑戦してみたいですか。

子どもの頃、ピアノを習っていた方は、また少しずつ始めてみると、子どもの頃には味わえなかったやりがいや楽しさを感じるかもしれません。

昔好きだった本を読み返したり、好きだった映画をＤＶＤなどで見るのも、今までとはまた違った視点で、新しい感動に出会えるに違いありません。

園芸やガーデニングに興味があれば、庭先やベランダで育てやすいミニトマトやハーブなどの栽培から始めると実りの実感が楽しめることでしょう。

登山に興味があれば、軽いトレッキングなどから始めてみると、山歩きのコツがわかってきて体力にも自信がついてくるはずです。

どんなことでも気軽に一歩を踏み出すことが大切です。お友達の趣味に「お試し体験」してみるのもいいのではないでしょうか。どのような趣味にも人をひきつける魅力があり、体験した人でなければわからない魅力があるはずです。さあ、懐かしい思い出をよみがえらせ「昔とった杵柄《きねづか》」でも、また小さな勇気を出して「まだ知らない世界」に踏み出すのも、そこにはきっと新たな喜びがあることでしょう。

「新しいこと」をやると脳が活性化する

趣味にとどまらず、脳はこれまでにやったことのないことをすると、さまざまな領域が活性化します。まだ使っていない脳の領域が刺激されると、脳細胞間のネットワークが育つからです。

高齢になると体力・気力の衰えから、いろいろなことがおっくうになるという話をよく聞きます。しかし「めんどうくさい」「今さら」「何もしたくない」と、毎日が単調な繰り返しになると、脳細胞のネットワークの働きはどんどん低下してしまいます。

テキサス州立大学のデニス・パーク教授は、「裁縫を習ってキルトをつくる」「iPadの使い方を覚える」などの新しい知識に取り組むグループと、「パズル」や「おしゃべり会」のような既存の能力だけで充分な活動を行うグループに分け、比較調査を行いました。その結果、新しい知識を学んだグループは、「記憶力」や「処理速度」が以前よりもアップしたのです。この結果からも、「新しいことをする」ことで脳が活性化されることがわかります。

日常生活には、脳を活性化させるチャンスがいくらでも転がっています。

・普段あまり本を読まない人は、新聞や週刊誌の短い記事を読んでみる。
・テレビで相撲と野球しか見たことがなければ、サッカーやテニスの試合を見てみる。
・カラオケで、いままで歌ったことのない曲に挑戦してみる。

・使い慣れたボールペンだけでなく、たまには筆ペンではがきを書いてみる。
・いままで降りたことのない駅で途中下車して、初めての街を散策してみる。
・外でおかずを買うときなど、これまで食べたことのないものを選んでみる。
・いままで素通りしていたお店に入ってみる。
・テレビで取り上げられた評判の場所やお店に行ってみる。

このように「これまでにやったことのないこと」をやってみるだけでも、大いに効果が期待できます。携帯電話を持っていれば電話として使うだけでなくカメラも使ってみたり、スマホやiPadなどに挑戦してゲームなどさまざまな用途を楽しんでみるのもいいでしょう。なにしろ「新しいことをやってみる」、このことで脳を活性化できると思うと、毎日がもっと楽しくなるはずです。やってみたい新しいことが「趣味」となれば、もう鬼に金棒です。

以前、NHKスペシャル『老化に挑む〜あなたの脳はよみがえる』という番組が放送されました。これは100歳前後の高齢者の方の日常を取材し、そのイキイキとした生活の秘訣《ひけつ》を、脳医学から探るという企画の番組です。

この中で紹介された100歳の高齢者の方々の脳は、みな、それぞれに若さが保たれていました。この方々の日常を調べてみると、皆90歳を過ぎてから「俳句」、また「韓国語」や「中国語」などの語学を新しく勉強されていたのです。

知的好奇心を持って「新しいこと」を始めることが、高齢になってからでも決して遅くはないことを、この番組は教えてくれています。そうです、脳はいくつになっても、使えば使うだけどんどん進化するのです。

好きなことや趣味に「デュアルタスク」を取り入れる

運動が脳に大切なことをお話ししたところで、二つの作業を同時に行う「デュアルタスク」の効果についてお伝えしました。

実は、この「デュアルタスク」は、さまざまな作業で効果をもたらすことができます。同時に脳の違う領域を使うことによって、脳のネットワークの働きを活発にするのです。そして、好きなことや趣味となれば、「デュアルタスク」はもう宝庫なのです。

例えば「旅行」です。旅行は計画を立てるときから、もう「デュアルタスク」が始まっています。予算と費用を調整したり、パンフレットを見ながら場所を地図で確認したり、時刻を調べて切符の手配をしたり、観光地を効率よく回る方法を考えたり、頭の中ではいくつかのことが同時に進行しています。

「料理」もそうです。メニューを決めたり、買い物をしている時点で予算や買うもの、つくり方など、頭の中では同時にいろいろなことを考えています。また、実際に料理をするときも、鍋の火加減を気にしながら野菜を刻んだり、いくつかの料理を同時に進行したりします。まさに「デュアルタスク」です。

仲間と一緒に野球やサッカー、テニスなどのスポーツを楽しんでいる方も、運動をしながら頭の中は刻々と変わる攻撃や守備のことでフル回転です。

また、「社交ダンス」などのダンスも、体を動かしながら、複雑なステップを踏まなくてはなりません。久しぶりに踊る場合には、思い出しながらステップを踏まなければならないことから、運動をつかさどる領域、記憶をつかさどる海馬など、たくさんの脳の領域を使うことになります。

これらはほんの一例に過ぎませんが、脳の活性効果を高めたり、脳細胞のネットワークを強くする「デュアルタスク」が、好きなことや趣味の中にはたくさん隠れているのです。

いま、都道府県、区や市の活動として、公共の場所やスポーツセンターなどを利用して運動や趣味などの教室を低価格で提供しているところが多くあります。項目を見ているだけで楽しそうな趣味や活動が多くあり、きっとやりたいものが見つかるのではないでしょうか。

気軽に問い合わせて情報をもらうだけでも一歩前進です。ぜひ、自分なりのドキドキやワクワクを見つけましょう。それが、健康で楽しい人生と脳を手に入れることとなります。

「コミュニケーション」が脳を健康にする

そしてもうひとつ脳を健康にし、認知症予防にも大きな力を発揮してくれることがあります。それは「コミュニケーション」、つまり人との交流です。

人と会ったりグループの中で活動をしているときに、話をしたり一緒に食事をしたりすることはごく自然のように思えます。が、実はこのとき、脳の中ではあらゆる領域が活発に動いていて、脳にとても良いことが起きています。

相手の話を聞いて理解する、考えて話す、相手の気持ちを思いやる、また待ち合わせの場所や時間に注意をはらうなど、人間らしさに重要な「前頭葉」はフル活動です。このように誰かと一緒に時間を過ごすことは、脳をたくさん使い、たくさん刺激を受けることになります。

大分県の安心院町《あじむ》にある「安心院けんこうクラブ」では、コミュニケーションを通じて認知症予防に大きな効果を上げています。

福岡大学との連携で作成されたプログラムは、「脳のために良いことの集大成」ともいえるもので、18人の認知症予備軍の方のうち、16人の軽度認知障害が回復したというすばらしい効果を発揮しています。

地域に住む男女20名くらいの高齢者の方が、週に1度クラブに集まります。

そこで皆で料理をして、ご飯を食べ、その後に一緒に運動をするというプログラムを実践しています。そのプログラムが実にすばらしいのです。

まず初めはミーティング。１人５００円の予算で安くておいしい献立を皆で考えます。献立が決まったら今度は買い物です。安くて良い品物を選び予算内におさめます。料理は、役割分担を決め段取りよく調理をします。料理ができたら、和やかに会話をしながら昼食。そして30分のお昼寝タイムをはさみ、運動指導士さんの指導を受けながら有酸素運動を行います。そして次週のためのミーティングをして終了します。

この一連のプログラムのすばらしいところは、つねにお互いが声を掛け合い、教え合い、助け合いながら進み、参加している方々が始めから終わりまで楽しそうに笑いながら心をひとつにしているところです。まさにコミュニケーションの極致といえるでしょう。

ミーティングから買い物は1時間、料理も1時間、昼食も1時間とタイムスケジュールもきちんと決められています。そして買い出しした材料は後で家計簿につけ、自分たちでお金の管理をするなど、細かい注意力を必要とするようにプログラムは組まれています。

ですが、協力しながら進めることで、これら作業が一切苦にならず、むしろ楽しいイベントに変わっているのです。

また、人によっては調理はせずに配膳だけするなど、その日その日の本人の体調にあわせて、それぞれが自分にできる役割を担当して無理なくできるようになっています。作業一つひとつが成果であり、作業をやり終えた後、その成功を全員で楽しむという流れが脳をたくさん働かせることになり、認知症予防に大きな効果を上げているといえるでしょう。

最初の頃は、このメンバーのうち18名に軽度認知障害が出ていて、記憶力の低下のために料理の手が止まってしまうこともあったそうですが、活動を始めてから3年、このうち16人が回復をしたというすばらしい成果が出ています。

「安心院けんこうクラブ」のプログラムと参加されている方の姿から、私たちはたくさんのことを学ぶことができます。

これまでお話ししてきた「前頭葉の活性化」「有酸素運動」「知的好奇心」「新しいこと」「趣味」「デュアルタスク」、そのどれもがこの「安心院けんこうクラブ」のプログラムには入っています。さあ、私たちも「生涯健康脳」を保つために、今日から一歩を踏み出してみましょう。

「音楽」は脳に百利あって一害なし！

脳のために、「音楽」もまた抜きにすることはできません。

音楽は自分で楽器を演奏したり、歌を歌ったり、また聴くだけでも本当に楽しく、気持ちもとても落ち着きます。私自身も、音楽が大好きで、自分の研究室に電子ピアノが置いてあるくらいです。

もちろん仕事中に弾いたりはしませんが、研究に没頭しているときなど、早朝や自分の時間にピアノを弾くと、とてもリラックスして仕事にかかれます。

音楽は、精神面に良い作用を及ぼすだけではなく、脳の働きにとても良い効果があるのです。いま音楽は認知症の予防や進行抑制、また治療のためにも取り入れられ注目されています。

音楽には良いことがいっぱいです。まず「楽器を演奏する」ことです。演奏は指先を動かすので、脳を刺激し活性化させます。実際には指先だけでなく、指先から肘、肩、体幹まで、普段は同時に使うことのないいろいろな筋肉や関節を使っています。これほど多くの関節運動を、意識的にコントロールすることは不可能です。しかし楽器演奏は、無意識にさまざまな関節を使って運動をしていることになるのです。ピアノの場合には、ペダルを踏むために足まで使うこともあります。ですので、さまざまな脳の領域を刺激していることになります。

ピアノは、両手それぞれに違う音を演奏することから、ピアノのトレーニングを長くやればやるほど、脳の右と左をつなぐ「脳梁（のうりょう）」といわれる部分の厚みが増すといわれています。昔、ピアノをやっていたという方には、いくつになってからでも、例えば定年後からでも、また始めてみることをぜひお薦めします。

「楽譜を見ながら演奏する」場合には、さらに脳が使われています。音楽もまた、「デュアルタスク」に溢れているのです。楽譜を見ながら演奏をする作業は、当たり前にできているように感じますが、実は脳の中で、ものすごい作業が行われています。

まず、楽譜を見ます。それを脳の「作業記憶」というところで保ちます。次に、言語や音韻情報の貯蔵庫の役割を持った「音韻ループ」とよばれるところに記憶させます。それから、手を使って楽器を演奏することで、その情報をアウトプットします。この一連の流れの中に、たくさんの認知機能がフル回転しているのです。

また音楽を演奏することは、創造することにつながります。何かを創り出すことは、「人間らしさ」にとって重要な「前頭葉」の働きを高めることにもなります。これまで楽器を演奏したことのない方にとっては、いきなり演奏と言われても……と思われるかもしれませんが、家の片隅に眠っている楽器はありませんか。また、公的な生涯学習センターなどでピアノやギター教室などが開催されていませんか。

身近なチャンスを見つけ、ぜひ楽器演奏に親しんでみてください。楽器演奏は楽しみながら、知らないうちに脳を刺激しているのですから、こんなにすばらしいことはありません。

「音楽」は脳の「報酬系」を刺激する

次に音楽の脳に良いところは「聴く」ことです。音楽を聴くと、とても良い気持ちになります。ここでもまた脳の中では、すごいことが起きているのです。

脳は、ごほうびをもらったような状態になっているのです。音楽を聴くと、前にも述べた脳の「報酬系（ほうしゅうけい）」とよばれる領域が活発になることが、カナダの大学での研究からわかっています。

「報酬系」というのは、さらに詳しくお話しすると、欲求が満たされたときに活性化して、心地よいという感覚を与える神経伝達物質を放出する神経系のことです。会社で「給料が上がる」などの良いニュースを聞くと、とても良い気持ちになってやる気が出たりしますが、欲求が満たされると予測することでも、脳は活性化するのです。

「報酬系」の領域が活性化されると、灰白質の体積が増えるという報告もあります。よく、「ほめて伸ばす」という言葉がありますが、まさにそれにあたります。

つまり音楽を聴くと、欲求が満たされたり、ほめられたりしたときと同じような心地よい気持ちに自然となるのです。また、音楽を聴くと、一部の領域だけではなく、多くの領域の働きが活発になることがわかっています。音楽を聴くだけでも、脳にとっても良いのです。

では「歌う」ことは、脳にどのような働きがあるのでしょうか。

歌も、当たり前に歌っているようですが、そうではありません。歌詞を覚えたり、メロディを覚えたりしています。脳をとても使っているのです。

また、カラオケで歌うと、ストレスが発散されて、高血圧の人の血圧が下がったという報告がたくさんあります。ストレスも高血圧も脳に悪影響を及ぼします。カラオケは、脳にとって悪いものをはねのけてくれる働きがあるといえます。

さらに、音楽には記憶を引き出すという働きがあります。

昔聴いていた曲が偶然流れてきたりすると、その頃の記憶がよみがえるということがよくあります。知っている音楽を聴くと、記憶をつかさどる「海馬」などが刺激され「思い出す」という働きが起こり、その音楽の流れていたときに体験していた出来事が一緒に引き出されるのです。いいかえれば頭の中に保存されている情報を、音楽によって引き出すことができるのです。

この記憶を引き出す方法は、脳出血や脳梗塞、または怪我《けが》などによって起こる記憶の障害の治療にも使われています。ですから、昔聴いていた曲をたくさん聴くことは、「記憶」の領域にどんどん刺激を与えることになるのです。

このように、音楽は、いろいろな意味で脳をフル活用しています。楽器を習いに行ったり、コンサートに行ったり、仲間と一緒に演奏する機会があればコミュニケーションも生まれます。音楽は聴いているだけでも、演奏しているだけでも、歌っているだけでも幸せなのに、もっと幸せなことが脳の中で起きているのです。音楽はまさに、「脳に百利あって一害なし！」なのです。

6章

「寝る子は育つ」は本当だった!

子どもの脳は、大人の脳の土台となる

「はじめに」でもお話ししましたが、私たちが行っている加齢研究とは高齢者の方を対象にした研究という意味ではなく、「受精卵から人の一生涯」がその対象となります。「生涯、人間らしくあるためには」のカギを見つけ出すために、遺伝子レベルからすでに私たちの研究は始まっています。

乳幼児は動いてしまい画像撮影ができないのですが、それでも5歳から18歳までの子どもや青少年の脳のＭＲＩ画像を含めた疫学データも集積しています。子どもを対象とした疫学データを持っているところは少なく、この数は東洋一を誇っています。

「生涯健康脳」を追い求めれば求めるほど、子どもの頃の過ごし方の重要性が明らかになってきました。子どものときの生活習慣が、脳にはさまざまに大きく関係することがわかってきたのです。

子どものときにつくられる脳は、当然、大人の脳になるための土台となります。ですから、子どものときの脳は、将来認知症にならない脳をつくる土台となる脳でもあるということです。

読者の方の中には、小さなお子さんをお持ちの方や、可愛《かわい》いお孫さんがいらっしゃる方も多くいらっしゃることでしょう。そこで、「将来のために、子どもの脳にとって良いことは何か」についてお話をします。

睡眠時間が短いと海馬が萎縮する

まず着目したのは、「睡眠」と「脳の発達」との関係です。子どもたちのMRI画像の集積から見えてきたのは、子どもの睡眠時間が「海馬」に大きく関係していることでした。

具体的には、8時間、9時間近く寝ている子どもたちは、5、6時間しか寝ていない子どもたちに比べて相対的に海馬の体積が大きいことがわかったのです。いいかえれば、「睡眠時間が短い子どもは、充分寝ている子どもより海馬が小さい」ということもできます。

海馬の体積が大きいということは記憶に関わる能力が高く、海馬は脳の司令塔なので、脳のあらゆる領域を発達させる能力もまた高いことを示しています。昔から「寝る子は育つ」といわれてきましたが、脳の中もまさにその通りだったのです。

睡眠に関しては、寝る時間の遅い子や睡眠時間の少ない子どもたちは学業成績が良くない、あるいは記憶力があまり良くない、ということも世界中から報告されています。また、マウスやラットを使った動物実験では、寝たら起こすという睡眠妨害の実験を行った結果、海馬が萎縮したという報告もされています。

ではなぜ、睡眠時間が短いと海馬が萎縮するのでしょうか。

その原因は、体にかかる「ストレス」にあると考えられています。ストレスは、大人も子どもも海馬の神経細胞が新しく生まれ変わる働きを抑えてしまい、その度合いがひどくなると、海馬がかなり萎縮することがわかっています。短時間睡眠は、本人が眠いとか、眠くないとかにかかわらず、成長期の子どもの脳や体に、かなりの負担がかかっていることがわかります。

ただし、寝れば寝るだけ海馬が大きくなるというわけではありません。寝すぎは夜間に目が覚めてしまう回数を増やし、睡眠の質を下げるので、逆効果といわれています。適度な睡眠を年齢と発達段階に応じてとることが大切です。子どものうちから「海馬」の体積を大きくしておく——このことが将来の「認知症」や「うつ病」予防に、大きな力になることは間違いありません。

子どもの朝食は、菓子パンよりご飯が良い

子どもたちの食事の内容も、脳の発達に大きく関係していることがわかりました。「朝、何を食べるか」で、脳の発達に違いがあることがわかったのです。

子どもたちが朝食でご飯を食べているか、パンを食べているか、パンの場合はどのようなパンを食べているか、おかずの品数がどれくらいか、週に何回食べているか、などのさまざまなデータを収集し、私たちは子どもたちの能力と比較・解析を行いま

した。

その結果、朝食でご飯を食べている子どものほうが、菓子パンを食べている子どもよりＩＱ（知能指数）の平均値が高いという結果が出ました。そこで、脳のＭＲＩ画像と照合し詳細を調べたところ、ご飯を食べている子どものほうが「言語」の働きを担う領域「前頭前野」の灰白質の面積が大きく、言語能力はじめ、いくつかの認知機能が高いことがわかったのです。

食事内容は家庭環境によって差が出やすいものですが、疫学の解析では世帯年収、子どもの年齢、性別、朝食の頻度などで影響が出ないように統計学的に補正をするので、正しいデータ結果ということができます。

では、なぜご飯のほうが脳に良いのか。

その理由は「ＧＩ値」が関係していると考えられます。「ＧＩ値」とは、よくダイエットの話題に出てきますが、食べた物が体内で糖に変わり、血液中の血糖値の上がるスピードのことです。

パンは、この「ＧＩ値」が高めで、菓子パンなどはとくに高いといえます。そのため、血糖値が急激に上がり、急激に下がります。反対に、ご飯は「ＧＩ値」が低く、血糖値の上昇と下降が穏やかで、スピードもまたゆっくり変化します。

子どもたちの脳は、神経細胞と神経細胞をつなぐ道をたくさんつくったり、使わない道を壊したり、大人の２倍近い血液が流れています。発達のために、エネルギーもたくさん必要になります。そのため、脳に長い間エネルギーが保たれる「ＧＩ値」の低い食べ物のほうが良いのです。

では、ご飯が良くてパンが悪いかというと、そういうことではありません。パンでも欧米などで主食として食べられている全粒粉のパンやライ麦パンは、菓子パンよりも血糖値の動きはゆるやかです。ご飯もまた、玄米や雑穀米のほうがより「ＧＩ値」は低くなります。

また海外では、朝、砂糖たっぷりのシリアルを食べている子どもたちは、健康的な食事をとっている子どもに比べ成績が悪いというデータが出ています。これも血糖値が影響していると考えられます。朝はシロップがいっぱいかかったパンケーキより、「ＧＩ値」の低い食事が子どもたちの脳には良いのです。

子どもの脳を育てるには適時性がある

脳が後ろから前に向かってつくられ、思春期を過ぎる頃までに完成されることは、先にお話ししました。そのプロセスの中で、それぞれ異なった働きをする領域が順番につくられていきます。この段階での学習の仕方によって脳は大きく変化します。つまり、脳の発達段階にあわせて、タイミングよく適した刺激を与えると、その領域の持つ脳の働きを強くすることができるのです。

「英会話」を例にとってみましょう。10歳くらいまでに海外の英語圏で生活をすると、ほぼバイリンガルに近い形で英会話能力を身につけることができます。ですが、その年齢を超えていくと、獲得までにはかなりの時間が必要になってきます。

なぜかというと、言語をつかさどる「言語野」という領域は、10歳くらいが発達のピークなのです。これまでに脳の言語野に、脳細胞のネットワークである道がたくさんつくられます。この期間に、海外でたくさんの英語に触れていれば、英語の道はよく使う強固な高速道路へと変化していき、子音の聞き取りも簡単にできるようになります。また、家族同士では日本語を使うために、日本語の道も同様に高速道路になりバイリンガルになります。

しかし10歳を過ぎると言語野の道路はほとんど完成され、使っていない道はどんどん壊されてしまいます。これまでに英語に触れる機会が少ない場合には、言語野は日本語に特化した道のみが強固な高速道路になって完成されます。ですから10歳を過ぎた後でのネイティブ並みの英語の獲得は、10歳前に比べて、難しくなるというわけです。これは能力の問題ではなく、脳の特徴によるものと考えたほうがよいでしょう。

このことから、もし将来「英語」の能力の高い子どもに育てたいのであれば、言語野が発達のピークを迎える10歳までに英語教育を始めることが重要といえます。

しかし、早ければ早いほどよいかというと、そうではなくて、発達のピークに近いところで、しっかりと教育をしてあげるのが脳には良いと考えています。まだ脳が適応できない段階で教育を行うより、脳の該当領域が活発につくられている時期に教育を行うほうがより効果的といえます。

これは語学に限らず、運動や楽器演奏などにも同様のことがいえます。運動や感覚をつかさどる脳の領域は、5歳くらいに発達のピークを迎えます。ですので、フィギュアスケートや器械体操など指導が必要な、いわゆる「コーチ運動」や、細やかな器用さが求められる楽器演奏などは、オリンピックやプロの演奏家をめざすのであれば5歳までに始めていたほうがその可能性が高くなります。中学生や高校生になってからでは、もう脳のネットワークの柔軟性は下がり始めているので難しくなってしまう可能性があります。

このように、脳の発達と学習効果は密接に結びついています。子どもたちにとって、どういう時期にどういう教育をするか、つまり「教育の適時性」がとても大切なのです。

南米の子どもたちは初めての誕生日にサッカーボールをプレゼントされ、乳幼時の段階からサッカーに慣れ親しんでいます。それは、運動野をつかさどる小脳などの発達時期と合っていて、結果として世界の名プレーヤーが多く誕生していることも、運動脳の発達の適時性を証明するものといえましょう。

このように、脳の発達と学習効果は密接に結びついています。子どもたちにとって、どういう時期にどういう教育をするか、つまり「教育の適時性」がとても大切なのです。

「知的好奇心」が「生涯健康脳」のベースをつくる

「歳をとっても、ずーっと健康でいられるにはどうしたらよいか」、この「生涯健康脳」の研究を重ねる中で、いまお話ししたように子どもの頃の脳がいかに大切かが見えてきます。さらに突き詰めると、「子どもの知的好奇心」が「生涯健康脳」であるための重要な要素であることがはっきりしてきます。

幼年期、青少年期、成人期、壮年期、熟年期と、脳と人の一生の関連を調べていくと、「子どもの頃に知的好奇心が旺盛な子は、そうでない子より認知症にもなりにくく、自分の望む人生を送れる可能性が高い」ということがいえます。

では、なぜ、そのようにいえるのか、「子どもの知的好奇心」についてお話ししましょう。

そもそも「知的好奇心」は、本来、どの子にも備わっている脳の働きです。ただ、その「知的好奇心」はその時も含めて、その後の育ち方や環境によって大きな影響を受けることがわかっています。実は、せっかく芽生えた興味関心が、その場限りで消えていってしまうことも少なくありません。大切なことは、その「知的好奇心を育む」ことなのです。

では実際に子どもの脳の中で、どのようなことが起こっているのでしょうか。子どもの「知的好奇心」は新しい情報や関連情報をもらうと、それらを相互に結びつけて脳内で神経細胞をどんどん形づくっていきます。「知ることのおもしろさや楽しさ」「知識が知識を呼ぶ感動」などがさらにエネルギーとなり、脳細胞間のネットワークは、さらに広がっていきます。

ですから、「知的好奇心を育む」ためには、子どもの知的好奇心に刺激を与え、さらなる情報を与えてくれる周囲の環境が大切になってきます。このような環境に恵まれると「知的好奇心」が新たな「知的好奇心」を生み、脳はドンドン活性化されて、優れた脳のネットワークが構築されていくのです。

子どもの「知的好奇心」は家族が育む

学力ということに注目してみても、塾などに通い、ただ知識としての受験勉強をして成績が良い子と、「知的好奇心」が旺盛で学ぶことが楽しく、その結果として成績が良い子では、その脳の中身が違います。

いわば勉強という「記憶」の量で勝負する子と、「知的好奇心」がベースとなった脳のネットワークで勝負する子の違いともいえるのではないでしょうか。

以前、子どもの認知機能の発達研究で、著名な教育関連企業の名物教師の方々とディスカッションをする機会がありました。その際、数名の先生が同じようなことを言われたのです。それは、「図鑑で新幹線に興味を持ったら、次の日に親が実物を見せてあげる」とか、「ある植物に本で興味を持ったら、早い段階で実物を見せてあげる」といった育ち方をした子どもは、その後、順調に能力がかなり伸びていくというものでした。

このように「知的好奇心」の旺盛な子どもは結果として学力も高く、希望校に進学することによって、その後の職業選択の幅も広がり、確率的に自分の希望する人生に進める可能性が高くなるといえます。勉強ができる、学力が高いことが良いということではなく、子どもの立場に立って自分が何になりたいのか、将来をどうしたいのかの選択肢を多く持てることが幸せなことではないかと思うのです。

私自身の人生を振り返っても、私の「知的好奇心」は家族によって育まれたところが大きいことをいま実感しています。

私は北海道で育ちましたが、父がスキーのインストラクターをしていたことから、早い段階から父の手ほどきを受けて、物心つく頃にはスキーやスノーボードに親しんでいました。いまは私自身も一級の資格を持っています。また父は車にも趣味があり、その影響で私もクラシックカーのコレクターとしてクラシックカーフェスティバルで表彰されたこともあります。

母は音楽が大好きで、兄は音楽の教師になりました。その影響で私も音楽を聴くのも、ピアノを弾くのも大好きになりました。研究室にも電子ピアノを置いて、仕事の始まる前や遅くまでいて疲れたときなどには弾いています。

また母は絵も好きで、よく美術館にも連れて行ってくれました。そのおかげでいまも美術館にもよく行き、絵を観るのも描くのも大好きです。

家族で自然のなかに出かけることも多かったので、子どもの頃から野原を駆けまわっていました。また昆虫や蝶《ちょう》を見るのが好きで、その延長で百科事典を読んだり調べたりすることも大好きでした。

その蝶の魅力に取り憑《つ》かれ、いまでも蝶を求めてあちこちに出かけます。時間が許せば、幼い息子と一緒に網を持って野山を走りまわっています。

蝶は、ある種とある種がとても近い関係にあるとか、地球の大陸が分かれることによって進化が異なり、どことどこの蝶が似ているとか、いまでは蝶から地球の成り立ちや地学にまで興味が広がっています。

私自身、「知的好奇心」のかたまりのような子どもでしたが、父も母も、私の「知的好奇心」を大切にしてくれました。「星を見たい」と言うと、望遠鏡を買ってくれ、田舎の星空のきれいなところに毎晩のように連れて行ってくれたり、池のミジンコに興味を持てば、屋根裏から古い顕微鏡を出して、ちゃんと使えるようにしてくれました。ですから、私の「知的好奇心」は父と母、そして兄が育んでくれたたまものだったと思っています。

おかげで、たくさんの自然に触れる機会に恵まれ、子どものときから好きなことはどんどん調べ、勉強も趣味の延長のようなものでした。いま仕事をしていても、子どもの頃の「知的好奇心」は何も変わりません。知りたいという気持ちが強くなり、知れば不思議でしようがなくなる。そして興味の幅はどんどん広がっていく。ですから、いまの研究者という職業も、仕事と趣味の境目がなく、ただそこにあるのは、間違いなく「知的好奇心」であると思っています。

いままで長々とお話ししてきた私の「知的好奇心」は、私たちの研究分野における膨大な疫学データ上の、何ら特別ではない誰にも共通するほんの一例に過ぎません。

そしてもうひとつ、この疫学データ上から「子どもの知的好奇心」が、全ての大人にとって「生涯健康脳」の礎であることは間違いないのです。

7章

脳はあきらめない！

いくつになっても「海馬」の体積は増える！

「脳の細胞は大人になったら、あとはもう減るだけ」と、当然のように誰もがそう思ってきました。脳医科学の世界でも、脳の神経細胞は加齢とともにどんどん減る一方で、もう新しく生まれないと思われてきたのです。

しかし、4章で「海馬」についてお話ししたように、実際はそうではなかったのです。1998年、脳の世界において天動説が地動説に塗り替えられるような発見が、アメリカの研究者よって発表されました。

記憶や脳の中枢を担う海馬だけは、いくつになっても神経細胞が新しく生まれ、海馬の体積を増やすことがわかったのです。つい、20年ほど前の出来事です。

実験は余命短い高齢のガン患者さんの、死後の解剖までの同意と協力によって行われました。ガン細胞が増える時に赤い色を放つ薬品の投与を行い、死後直後に脳の解剖を行ったところ、海馬の神経細胞が増えている事実をつきとめたのです。

この世紀の発見は、「皆さんのためにお役に立てるのなら」と協力をしてくださった多くの患者さんたちのたまものでした。

その後、さまざまな実験が世界中で行われるようになり、海馬の脳細胞はいくつになっても生まれ、その体積の増えることが立証されてきたのです。

このような興味深い報告もあります。ロンドンの道路はとても複雑で、タクシー運転手の試験が難しいことでも有名です。イギリス人から見ると、「こんな入り組んだ道に迷うことなく自由自在にどこにでも行ける運転手の脳は、普通の人と絶対に違う！」という思いがあるようです。そこで、あるイギリスの研究者が複数のタクシー運転手の脳を調べたところ、やはり「海馬」の体積が増えていたのです。さらにベテランになればなるほど、この海馬の体積は大きかったという報告がされています。

海馬はアルツハイマー型認知症やうつ病で最も障害を受けやすい場所であり、海馬が損傷すると記憶という大切な働きが失われます。この「人間らしさ」にとって重要な海馬の神経細胞が、高齢になってからも増殖して、しかも海馬そのものの体積を増やす――これは、脳医科学の常識が破られる大発見であり、まさに、高齢になっても

「脳には輝かしい未来がある」ことを意味します。

記憶のネットワークをつかさどる重要な海馬は、4章でお伝えしたように「わずか30分の有酸素運動で健康を保つ」ことができます。ぜひ実践してみてください。「生涯健康脳」のために、脳の司令塔である海馬の強化は何よりも大切です。

脳は「トレーニング」で変化する

脳は、一般的に12歳前後の思春期の頃にほぼ完成するといわれています。そして完成した後の脳は、従来スタティック、つまり静的で形態が変化しないものだと思われてきました。

ところが「海馬の神経細胞が増える」に次いで、2004年にその定説をくつがえす衝撃的な発表が科学雑誌『Nature（ネイチャー）』に掲載されたのです。

その衝撃的な内容とは、大学生を対象に大道芸などで見られる「複数のものを空中に投げ続けるジャグリング」をやってもらったところ、頭頂葉や側頭葉の脳の体積が増えたというものでした。
このことによって、脳はスタティックなものではなくダイナミックなもの、つまり動的なもので、トレーニングによって変化するものであることがわかったのです。

この報告には、私たち研究者もかなり驚かされました。その後、ピアノのトレーニングをすると、やればやるだけ右の脳と左の脳をつなぐ「脳梁（のうりょう）」という領域が厚くなることや、バスケットボールの選手やバレエダンサーなどは運動に関係する脳の領域が大きくなることなど、「脳は変化する」ということが次々と報告されてきました。脳の完成後、新たに神経細胞を生み出すことができるのは海馬だけですが、海馬以外の領域に至っても、脳はトレーニングによって神経細胞と神経細胞をつなぐネットワークを発達させ、体積を増やし、その部分の働きを増す能力を持っていることがわかったのです。

つまり脳には、外部からの刺激や作用によって形が変化する「可塑性」のあることがわかったのです。これは海馬の神経新生の事実に加え、脳科学の歴史を大きく塗り替える発見ということができるでしょう。そして、これは脳の限りない可能性をも意味します。

これらの可塑性は若年層に多く見られるものですが、先にあげたジャグリングのトレーニングでは、平均60歳の健常な高齢者を対象にした検証でも同じような結果が得られたという報告があります。中年期、また高齢であっても、脳は変化する可能性が充分にあるということです。

脳のネットワークは、壊れた領域をカバーする

脳は奇跡とも思えることを起こすことがあります。

病気や事故で脳にダメージを受け、何年もの長い期間反応のない患者さんに、積極的に話しかけたり手足を動かしたりと、献身的に刺激を与え続けていたら、少しずつ反応が出てきて回復したというすばらしい事実もあります。刺激を与え続けることが脳にプラスに働いた、まさに「脳の可塑性」を表すものです。

脳は一度損傷してしまった部分は、元にもどることはありません。ではなぜ、失われてしまった機能をとりもどすことができたのか。

それは、脳には、病気や事故などの障害、老化によって、脳の神経細胞と神経細胞のネットワークに損傷が起きた場合、新しいネットワークを再編成して、そのネットワークを活性化させる働きがあるのです。

例えば脳梗塞などによって脳に損傷が起きた場合、壊れてしまった領域は再生しないのですが、周りの領域が壊れた部分の働きをカバーしたり、脳の右半球でできなくなったことを左半球で代替えしたりして、失った能力を新たに獲得することがわかっています。

子どもに近ければ近いほど、その「可塑性」は高いといえますが、高齢であっても脳に刺激を与え続けていると、それがプラスに働き効果をもたらす場合があります。

プロ野球の名選手で読売巨人軍終身名誉監督の長嶋茂雄さんは、発作性心房細動にともなう脳梗塞で倒れました。医師には「寝たきりも覚悟しておいてください」といわれるほどの重症でした。

それが皆さんもご存じのように、普通の人には耐えられないような厳しいリハビリテーションを重ね、みごとに奇跡的な復活を遂げられたのです。

いま再び、あのダンディな立ち姿と力強い歩行、そして変わらぬ長嶋スマイルが私たちに感動を与えてくれています。

すでに損傷して機能を失った脳ではなく、長嶋さんの超人的なリハビリが他の脳の領域を活性化し、「新たなネットワーク」をつくり、みごとに長嶋さんを復活させたといえましょう。「本人があきらめないと、脳もあきらめない！」――長嶋さんは、私たちに大切なことを教えてくれています。

すばらしい認知力を支えた100歳の脳

世界中から注目され、いまも続いている「ナン・スタディ」という疫学研究があります。

アルツハイマー病の解明がまだ進んでいない1986年、驚くような方法でその研究は始められました。

アメリカのデビッド・スノウドンという研究者が、修道院の75歳から105歳までの678名の修道女（ナン）を対象に、年に1回認知力のテストを行い、また亡くなった後の脳を解剖することによって、認知力の推移、体に起こる障害、脳に起きている変化を追跡調査したものです。

この斬新ともいえる研究は、アルツハイマー病の解明に大きな成果をもたらしてきました。

修道女たちは、みな同じようなスタイルで生活をしているので、職業や収入、食事の内容、飲酒・喫煙の傾向などの外的な条件に影響を受けません。また、修道院には、子ども時代から晩年に至るまでの詳細な個人の記録が完全に保存されているため、疫学研究をする上では、まさに理想的な対象といえます。

この研究の様子や成果は、2002年に『Aging with Grace』という本にまとめられ、認知症研究者にとってバイブルともいえる貴重な資料になっています。

日本でも2004年、『100歳の美しい脳——アルツハイマー病解明に手をさしのべた修道女たち』というタイトルで出版されました。

――シスターのなかには、みごとな年齢の重ねかたをして、八〇歳や九〇歳はもちろん、一〇〇歳を超えても精神面の機能が衰えず、教鞭《きょうべん》をとったり奉仕を続ける人がいる。

その一方――同じような生活をしてきたにもかかわらず――自分がわからなくなり、近しい友人や親族の顔を忘れ、最後にはまわりの世界とほとんどつながりを絶ってしまう人もいる。いったいそれは、なぜなのだろう。

こうした疑問に答えを見つけるために、この研究は始まったとされています。

多くの修道女たちは、博士の研究の申し出を快諾し、肉体と精霊との関係を大切にするカトリック教徒でありながら、「死んだ後に大切なのは、魂であって脳ではない」「最後の審判の時には、完璧な身体になって天国に行けるはず」と献脳まで快く受け入れてくれたのです。

この研究の中でスノウドン博士が最も感動したとされる、ふたりのシスターの興味深い症例があります。

そのひとりがシスター・ローズです。彼女は100歳まで生き、亡くなる直前まで認知力テストで高得点を維持していたシスターです。では、彼女の脳は、どのようであったのでしょうか。

その脳には、アルツハイマー病の兆候はいっさいなく、顕微鏡で見ても、いわゆる「おたまじゃくし」といわれる「神経原線維変化」がわずかに見つかっただけで、黒いシミの「プラーク」もゼロに分類されていたのです。

研究者たちは、あまりにも美しい彼女の脳を「驚くべき脳」と結論づけました。

彼女の人生をふりかえってみると、50年以上小学校で教え、実にほぼ1世紀にわたって脳を使い続けていました。

シスター・ローズは、100歳になっても人間は脳を健康に保つことができること、そして、生涯人間らしくいられることを証明してくれたといえます。

また、修道女以外の96歳から100歳までの高齢者を対象にした研究でも、シスター・ローズに近い脳を持つ人が40％近くを占め、アルツハイマー病におかされない超高齢脳の存在が明らかになっています。

このことから、100歳近い高齢になっても認知症にならず、健康な脳を保つことが特別でないことがわかります。

そして、もうひとりが、修士号を持ち、小学校で21年間、ハイスクールでも7年間教鞭をとった経験のあるシスター・バーナデットの話です。彼女は、81歳、83歳、84歳と3回行った認知力のテスの結果には脳の衰えがいっさい見られず、「いまの時間」を尋ねると、腕時計や部屋の時計にも目をやらず、わずかな誤差で時間を答えられるほどの高い認知力を持っていました。

ところが、亡くなった後に脳を解剖してみると、海馬や新皮質とよばれる領域には神経原線維の変化があり、それは前頭葉にまで及んでいて、新皮質にはプラークもたくさんできていたのです。まさに、アルツハイマーの最も重い段階の症状でした。

しかし、驚くべきことに認知力にその兆候は、いっさい現れていませんでした。シスター・バーナデットの脳は、たくさん傷ついていたにもかかわらず、その領域の働きはほぼ保たれていたのです。

そのときの様子を博士は、「まるで彼女の新皮質には、理由はどうあれ強靭《きょうじん》な抵抗力があるかのようだった」と語っています。

この驚くべき事実を目の前にして検査技師が、「もしかしたら、これが関係しているかも」と差し出したシスター・バーナデットの最初のMRI画像には、年齢から考えるととても体積の大きい「灰白質」がはっきりと写っていたのです。おそらく、シスター・バーナデットが教職活動などを通じて知的活動を続けた結果、脳細胞間のネットワークが発達し、灰白質の体積が大きくなったのではと研究者たちは推測しました。そして、その大きな灰白質が重度のアルツハイマーの症状にも負けることなく、正常な機能を保ったのではないかと研究者たちは結論づけました。

博士は、次のように語っています。「アルツハイマー病に対して抵抗力が強い人というのが、明らかに存在するようである。もしそうであれば、ぜひとも理由が知りたい。ここで再び、ナン・スタディが探究するいくつもの問いが浮上してくる。食生活や学歴が関係しているのか？　遺伝子、あるいは免疫システムのせいなのか？　あるいは、その人の生活史や環境のなかに、私たちがまだ発見していない要因がひそんでいるのかもしれない」

博士の行ったこの研究は、たくさんの成果を残してくれました。また、人間の持つ限りない「可塑性」という大きな力の存在を証明してくれたものといえます。

この発表から10年以上がたった今、遺伝子や生活習慣などのさまざまなデータと脳のMRI画像を用いて行っている私たちの疫学研究は、まさに博士が「理由が知りたい」と投げかけた問いかけに対しての回答となる研究といえます。

「生活習慣」が遺伝子を超える！

私たちが最も力を入れているのは、認知症の一次予防、つまり、認知症を未然に予防することです。

いま、最も多い「アルツハイマー型認知症」は遺伝子の影響を受けることがわかっています。アポリトポリテインというたんぱく質の遺伝子です。この遺伝子は、「ε（イプシロン）2」「ε3」「ε4」という三つのタイプが、「ε2ε3」や「ε3ε

4」のように二つずつ組み合わされて構成されています。両親からそれぞれに「ε4」を受け継ぎ、「ε4ε4」という型の場合に、アルツハイマー病を発症するリスクがとくに高いことがわかっています。

遺伝子についていえば、人の脳や認知力は領域や種類にもよりますが、70％程度が遺伝要因によって、そして残りの30％程度は生活習慣によって決まるといわれています。

しかし病気についていえば、ひとつの遺伝子で病気になることは非常にまれです。仮に70％が遺伝子でも30％の生活習慣を変えることで、遺伝子の持つ病気のリスクを小さくすることができるはずです。

ここに、私たち医学研究者の使命と仕事があります。つまり30％の生活習慣で病気も脳も変えられるというところに、私たちの研究のやりがいがあります。

昔では考えられなかった遺伝子の検査も、いまでは唾液の採取だけで行うことができるようになりました。単純な遺伝子の変異などであれば、わずか1日、2日でわかりますし、近い将来、もっと早くわかるようになると考えられています。つまり遺伝子を評価する作業が、とても簡単にできるようになったのです。

遺伝子を解析して病気のリスクを見つける。遺伝子は変えられないが、生活習慣は変えられる。では、どのような生活習慣にしたら、そのリスクを回避することができるのか。そこに「生涯健康脳」をめざす大きな意義があります。

「生涯健康脳」で生きる

いま私たちは、「認知症と身体全体の筋肉力との関係」にも着目し、新たな研究も進めています。高齢になると筋肉量が減り活動量が落ちる「サルコペニア」「フレイル」という症状が起きてくるのですが、それが最近になって認知症に悪い影響を与えているのではないかといわれています。ところが年齢と筋肉量との相関データが世界でも存在しなかったことから、私たちは全身の筋肉量をMRI画像にしてデータに加えることにしたのです。つまり、全身からも将来の認知症のリスクを見つけ出し、早期に対応できるよう集積を進めています。おそらく私たちの研究が世界でも初めての取り組みになります。

これまでお話ししてきたように、いま私たちは遺伝子因子、生活習慣、認知力、脳や全身のMRI画像を統合したデータベースをもとに、疫学研究の大きなプロジェクトを動かしています。そして近い将来、そのデータは15万人になるはずです。このプロジェクトの行き着く先には、「こういう遺伝子を持って、こういう生活習慣を送ると、このようになる」という解析から、病気を未然に防ぐ「一人ひとりの一次予防の実現」があります。つまり一人ひとりにあったオーダーメイド医療の時代をつくることです。その日もそう遠くないと、私たちは確信しています。

遺伝子は先祖から、そして親から受け継いだものです。しかし生活習慣によって脳は変えることができるのです。脳は可塑性という大きな力と可能性を持っています。そう、脳はあきらめないのです。生活習慣を変えるだけで、新しい脳をつくることができるのです。それは何歳からでも、そして何時からでもできます。

さあ、一歩を踏み出しましょう。「生涯健康脳」は自分でつくることができる、それが脳医学者である私の強いメッセージです。

あとがき

私は、もともとは大学時代、理学部の生物学科で研究をしていました。血液の中で酸素を運ぶ役割をするヘモグロビンという、赤血球の中にあるたんぱく質が、酸素とどのように結合するかという研究を行っていたのです。そんな私が理学部4年の時、ある教授から開口一番に「理学部に来たということは、世の中の役に立つと思うな」と言われたのです。私は大きなショックを受けました。

教授としては、きっと若い学生たちにわざと活を入れるために厳しいことを言ったのだといまなら理解できるのですが、当時のまだ若い私には、せっかく生まれてここまで勉強してきたのに、世の中の役に立たないということは耐えがたいことでした。

そこで理学部を卒業してから受験勉強をし直して、医学部に入り直したのです。人の役に立ちたい。その思いでいっぱいでした。そして生命の神秘に満ち溢れた脳が、人間の生命の不思議を解明することに必ず役立つに違いないと思い、この脳の研究の世界に入ったのです。

私が新しい道を進み始めたちょうどその頃、東北大学加齢医学研究所が大規模なデータベースを集め、脳の研究をやり始めたところでした。そこで私は加齢医学研究所に入り、脳のMRI画像を扱う医学研究者として道を歩んできました。その結果、16万人に及ぶ脳画像を見てきた経験と、膨大な数をデータベースとする「疫学」の経験から、「人としての幸せとは、生涯健康脳であること」という私の研究テーマに行き着いたのです。

いま私は三つの仕事を行っています。ひとつは東北大学病院加齢核医学科長として、大学病院で画像診断をする医師の仕事をしています。そしてもうひとつが東北大学加齢医学研究所で脳のMRI画像を用いたデータベースを作成し、脳の発達、加齢のメカニズムを明らかにする研究者としての仕事です。

そしてもうひとつが東北大学東北メディカル・メガバンク機構での仕事です。このメガバンク機構は、東日本大震災被災地の復興と被災地の方々の健康を守るために設立されたものです。被災地の方々一人ひとりの健康調査を行い、あわせてメガバンクという名の通り、被災地の方々の膨大なデータを集積して「生命情報の銀行」をつくり、遺伝子をはじめ多くのデータ研究から世界に先駆けた新しい医療の創造をめざしています。

私たちの研究には、大勢の被験者の方々のご協力があります。その皆さまの貴重なデータが大きな研究成果となっていることに改めて感謝申し上げます。

私の研究テーマ「生涯健康脳」については、これまでも度々、各地で行われた講演などでもお話ししてきました。今回、ソレイユ出版様より出版の機会をいただき、さらにより多くの皆さまに私たちのメッセージをお伝えできることは、大変嬉しいことです。

この本では、「生涯健康脳」を軸に、脳についての興味深い知識と最新情報を、できる限りわかりやすく述べてみました。また、世界各国で行われている「すばらしい脳の可能性」についての研究や成果も、エピソードなども入れながら触れてきました。

ただ、最新の脳医学のテーマでは、明確に解明できているものだけではなく、まだまだ学説の定まっていないものも多くあります。そのような内容については、できるだけ多数派の意見を尊重し紹介させていただいています。

私の最も伝えたいことは、「いつからでも、簡単なことから脳を健康にすることができる」ということです。「生涯健康脳」のつくり方は日常の生活の中にあり、何歳からでも一歩を踏み出すことができます。今日から少しずつ、できる範囲で簡単なことから始めてください。

ご両親と一緒に、お子さまと一緒に、またお孫さんと一緒に、家族皆さんで、「生涯健康脳」「家族健康脳」の楽しい生活を始めてください。

皆さまの幸せへのお手伝いができることを心から願っています。

巻末には、同じ東北大学加齢医学研究所の老年医学分野である荒井啓行教授にご協力をいただき、荒井先生の作成された「自分でそっとできる認知症自己診断」を添えさせていただきました。ぜひ、お役立てください。

２０１５年　初夏

東北大学加齢医学研究所　スマートエイジング棟
機能画像医学研究分野研究室にて

瀧　靖之

文庫版あとがき

この本が初めて世の中に出たのは２０１５年ですので、今回の文庫本が出る４年前のことです。

初めて『生涯健康脳』が世の中に出てから今日まで、自然科学、脳科学の世界も日進月歩で研究はさらに進み、多くの新しい発見も出てきています。世の中では、認知症の予防、生涯にわたる健康な脳の維持という考え方もさらに浸透してきました。

その中において、科学的にエビデンスレベルが高いこと、つまり確からしいことは、どんどん変わってきたかというと、決してそんなことはありません。

むしろ、このような自然科学の本質は、決してコロコロ変わるものではなくて、ますます確からしさが高まっている、というのが私が４年間研究して感じていることです。

つまり、少しずつでもいいので運動習慣をできるだけ築くこと、好きなことを好奇心を持って楽しく取り組むこと、ご家族やご友人の方々と楽しくコミュニケーションをとることといった、これまで明らかになってきたことが、ますます重要であることがわかってきています。

当たり前のことを当たり前にやること、そしてそれらを楽しく行うことこそが、生涯健康脳の維持に重要だと思います。

それから、この数年間でさらにわかってきていることとして、人の内面も健康状態に大きな影響を与えることがあげられます。

例えば、ストレスというのは、やはり人の健康状態にマイナスの影響を与えますし、一方で、日々ささやかながら幸せだと感じながら生活すること、つまり主観的幸福度を保つことは健康にプラスの効果を持つ可能性もわかってきています。

今後は、共感性、自己肯定感などといった、いわゆる非認知能力が私たちの脳や健康に、どのような効果をもたらすのかを私たちも日々研究していますし、どんどん明らかになってくると思います。

私たちの健康な脳や体の維持に、体質や生活習慣はとても大切ですが、幸せとか、自分自身にも相手にも思いやりの気持ちを持つとか、社会的に人として本当に大切といわれてきたことこそが、私たちの心身にも大切であるということが今後、ますますわかってくるかもしれません。

本書に書いたことは、当たり前のことも多いかもしれません。でもその当たり前のことを皆が楽しく習慣化して行うことこそ、ご自身の健康な脳をさらに健康にし、その結果、ご自身、ご家族、ご友人、地域、社会の幸せが向上するのかなと日々考えています。

少しでも皆さま方のご健康に寄与できれば大変幸いに思っています。

２０１９年４月15日

瀧　靖之

脳の配置図は、こんな感じです

●「前頭葉」はここにあります。

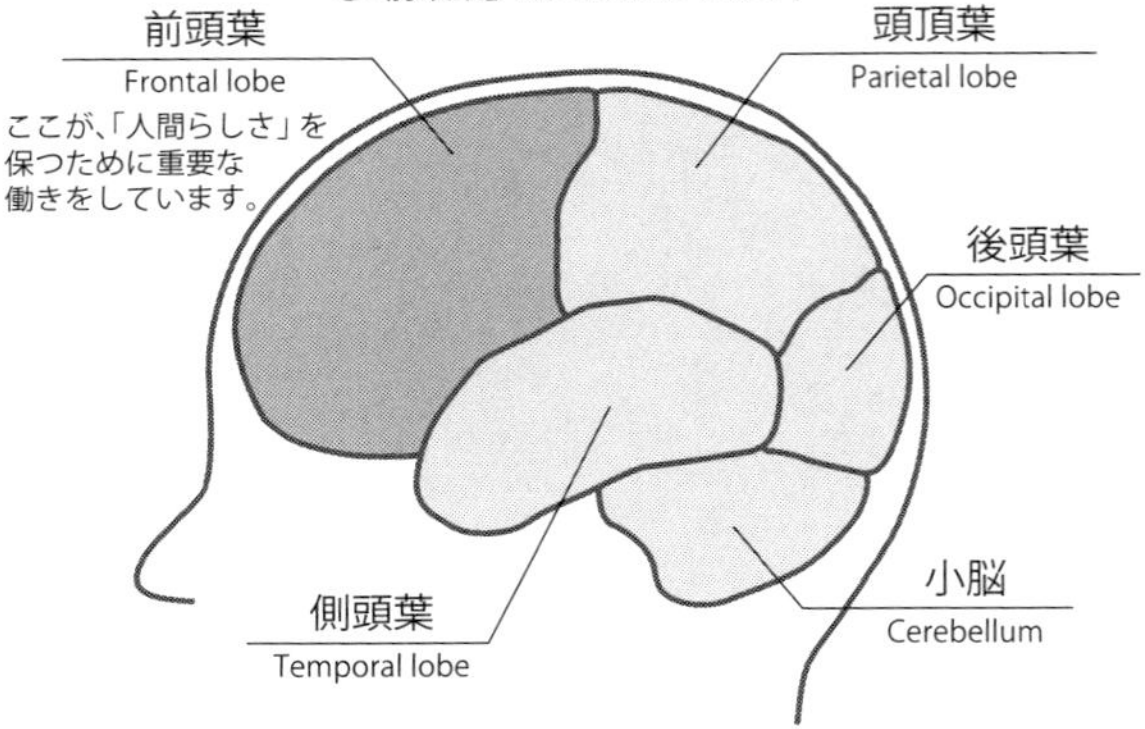

●「海馬」はここにあります。
左右の側頭葉の奥深いところに、対（つい）であります。

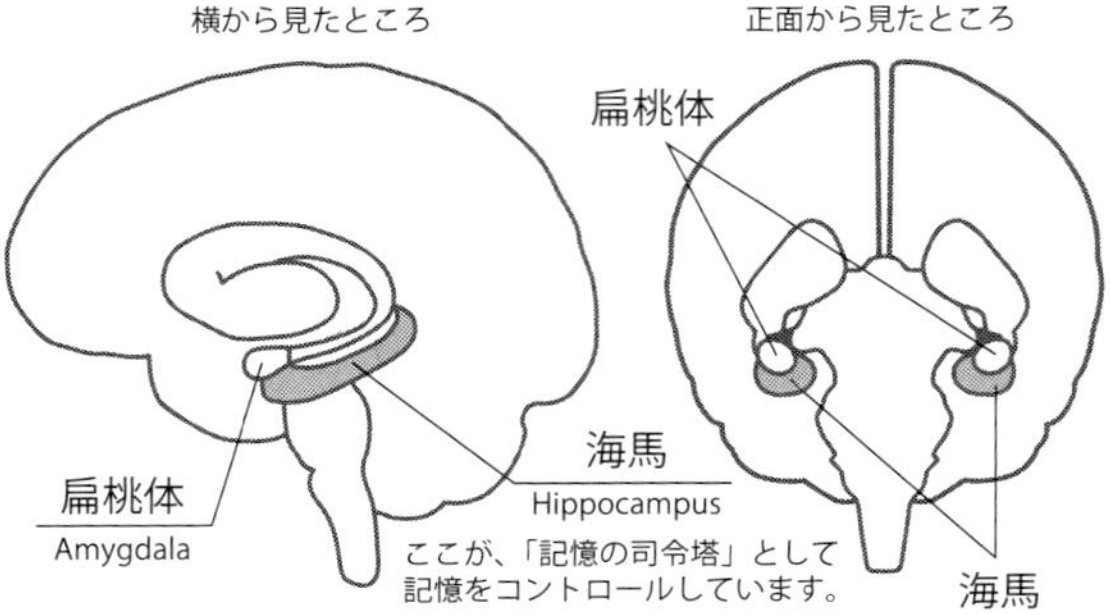

「海馬」はタツノオトシゴのような形をしています。
タツノオトシゴは英語で「Sea horse」ですが、学術名称は「Hippocampus」です。

自分でそっとできる認知症自己診断

	診断項目	○×
1	いま、年齢はおいくつですか？	
2	今日は、何月何日ですか？	
3	いまは、西暦何年ですか？	
4	あなたのお誕生日はいつですか？	
5	昨日の夕食で食べたものは何ですか？	
6	キツネの手真似と、ジャンケンのチョキができますか？	
7	100 から 7 を、連続で 5 回まで引いてください。	
8	「いとこ」とは、どんなつながりのある人ですか？	
9	「あ」で始まる言葉を 1 分間に 10 個以上あげてください。	
10	3 つの単語を記憶して、5 分後に思い出してください。（例）アサガオ、クツシタ、リンゴ	

東北大学　荒井啓行教授提供による自己診断テストです。

- 診断項目 1 から 10 まで、できたら○、できなかったら×を入れてください。
- 診断項目 1 から 9 までは、○の場合それぞれ 1 点です。
- 診断項目 10 は、3 つ思い出せたら 3 点、2 つの場合は 2 点、1 つの場合は 1 点です。
- すべてできたら合計 12 点です。
- あくまでも目安ですが、9 点以下の場合は、念のため、まずはかかりつけの医師に相談されることをおすすめします。

この作品は二〇一五年七月ソレイユ出版より刊行されたものです。

幻冬舎文庫

●最新刊
走れ！　T校バスケット部9
松崎　洋

神津高校バスケ同好会の顧問になった陽一。部員に学校一の身体能力を誇る新海、卓越した観察眼を持つ神谷、シエラレオネからの留学生オマールらが加わり、T校バスケ部との練習試合に挑む。

●好評既刊
空気を読んではいけない
青木真也

中学の柔道部では補欠だった著者が、日本を代表する格闘家になれた理由とは――。「感覚の違う人は〝縁切り〟する」など、強烈な人生哲学を収録。自分なりの幸せを摑みとりたい人、必読の書。

●好評既刊
スマイル　アンド　ゴー！
五十嵐貴久

震災の爪痕も生々しい気仙沼で即席のアイドルグループが結成された。変わりたい、笑いたい、その思いでがむしゃらに突き進むメンバーたちを待ち受けたのは……。実話をもとにした感涙長篇。

●好評既刊
救急病院
石原慎太郎

生死を決めるのは天の意思か、ドクターの情熱か――。首都圏随一の規模を誇る「中央救急病院」を舞台に、救急救命の最前線で繰り広げられる熱き人間ドラマを描く感動作。衝撃のラスト！

●好評既刊
〝がん〟のち、晴れ
「キャンサーギフト」という生き方
伊勢みずほ　五十嵐紀子

アナウンサーと大学教員、同じ36歳で乳がんに罹患した2人。そんな彼女たちが綴る、検診、告知、治療の選択、闘病、保険、お金、そして本当の幸せについて。生きる勇気が湧いてくるエッセイ。

幻冬舎文庫

●好評既刊
芸人式新聞の読み方
プチ鹿島

新聞には芸風がある。だから下世話に楽しんだほうがいい！　擬人化、読み比べ、行間の味わい……。人気時事芸人が実践するニュースとの付き合い方。ジャーナリスト青木理氏との対談も収録。

●好評既刊
多動力
堀江貴文

今、求められるのは、次から次へ好きなことをハシゴしまくる「多動力」を持った人間。一度に大量の仕事をこなす術から、1秒残らず人生を楽しみきるヒントまで。堀江貴文ビジネス書の決定版。

●好評既刊
かぼちゃを塩で煮る
牧野伊三夫

胃にやさしいスープ、出汁をきかせたカレー鍋、残りめしで茶粥……台所に立つことうん十年、頭の中は食うことばかりの食いしん坊画家が作り方と愉しみ方を文章と絵で綴る、美味三昧エッセイ。

●好評既刊
おひとり様作家、いよいよ猫を飼う。
真梨幸子

本が売れず極貧一人暮らし。「いつか腐乱死体で発見される」と怯えていたら起死回生のヒットが訪れた！　生活は激変、なぜか猫まで飼うことに。〝女ふたり〟暮らしは、幸せすぎてごめんなさい♥

●好評既刊
一〇五歳、死ねないのも困るのよ
篠田桃紅

長く生きすぎたと自らを嘲笑する、希代の美術家、篠田桃紅。「歳と折れ合って、面白がる精神を持つ」「多くを持たない幸せ」。生涯現役を貫く著者が残す、後世へのメッセージとは？

生涯《しょうがい》健康《けんこう》脳《のう》

瀧《たき》靖之《やすゆき》

令和元年6月15日　初版発行

発行人――石原正康
編集人――高部真人
発行所――株式会社幻冬舎
〒151-0051東京都渋谷区千駄ヶ谷4-9-7
電話　03(5411)6222(営業)
　　　03(5411)6211(編集)
振替00120-8-767643
印刷・製本―中央精版印刷株式会社
装丁者――高橋雅之

幻冬舎文庫

ISBN978-4-344-42867-6　C0195　　た-65-1

幻冬舎ホームページアドレス　https://www.gentosha.co.jp/
この本に関するご意見・ご感想をメールでお寄せいただく場合は、
comment@gentosha.co.jpまで。